# 中草药图谱与解析

李春深◎编著

天津出版传媒集团

天津科学技术出版社

本书具有让你"时间耗费少，养生知识掌握好"的方法

# 免费获取专属于你的
# 《中草药图谱与解析》阅读服务方案

循序渐进式阅读？省时高效式阅读？深入研究式阅读？由你选择！
建议配合二维码一起使用本书

**微信扫描二维码**
**免费获取阅读方案**

◆ **本书可免费获取三大个性化阅读服务方案**

1、轻松阅读：为你提供简单易懂的辅助阅读资源，每天读一点，简单了解本书知识；

2、高效阅读：为你提供高效阅读技巧，花少量时间掌握方法，专攻本书核心知识，快速掌握本书精华；

3、深度阅读：为你提供更全面、更深度的拓展阅读资源，辅助你对本书知识进行深入研究，透彻理解，牢固掌握本书知识。

◆ **个性化阅读服务方案三大亮点**

时间管理
**科学时间计划**

阅读资料
**精准资料匹配**

社群共读
**阅读心得交流**

★不论你只是想循序渐进，轻松阅读本书，还是想掌握方法，快速阅读本书，或者想获取丰富资料，对本书知识进行深入研究，都可以通过微信扫描【本页】的二维码，根据指引，选择你的阅读方式，免费获得专属于你的个性化读书方案，帮你时间花的少，阅读效果好。

**图书在版编目（CIP）数据**

中草药图谱与解析／李春深编著 . --天津：天津科学技术出版社，2018. 1（2020. 6重印）

ISBN 978-7-5576-3440-7

Ⅰ . ①中… Ⅱ . ①李… Ⅲ . ①中草药-图谱 Ⅳ . ①R282-64

中国版本图书馆 CIP 数据核字（2017）第 169143 号

中草药图谱与解析
ZHONGCAOYAO TUPU YU JIEXI
责任编辑：孟祥刚

出　版：天津出版传媒集团
　　　　　天津科学技术出版社
地　址：天津市西康路 35 号
邮　编：300051
电　话：（022）23332390
网　址：www. tjkjcbs. com. cn
发　行：新华书店经销
印　刷：唐山富达印务有限公司

开本 670×960　1/16　印张 16　字数 300 000
2020 年 6 月第 1 版第 2 次印刷
定价：58. 00 元

# 前　言

中国劳动人民几千年来在与疾病作斗争的过程中，通过实践，不断认识，逐渐积累了丰富的医药知识。由于太古时期文字未兴，这些知识只能依靠师承口授，后来有了文字，便逐渐记录下来，出现了医药书籍。这些书籍起到了总结前人经验并便于流传和推广的作用。中国医药学已有数千年的历史，是中国人民长期同疾病作斗争的极为丰富的经验总结，对于中华民族的繁荣昌盛有着巨大的贡献。由于药物中草类占大多数，所以记载药物的书籍便称为"本草"。据考证，秦汉之际，本草流行已较多，但可惜这些本草都已亡佚，无可查考。现知的最早本草著作称为《神农本草经》，著者不详，根据其中记载的地名，可能是东汉医家修订前人著作而成。

中国是中草药的发源地，目前大约有 12000 种药用植物，这是其他国家所不具备的，在中药资源上我们占据垄断优势。古代先贤对中草药和中医药学的深入探索、研究和总结，使得中草药得到了最广泛的认同与应用。中医预防治疗疾病所使用的独特药物，也是中医区别于其他医学的重要标志。中国人民对中草药的探索经历了几千年的历史。相传，神农尝百草，首创医药，也因此被尊为"药皇"。

中药应用理论比较独特。中药有四气五味，四气又称四性，是指药性的寒、热、温、凉。五味指药物的辛、酸、甘、苦、咸。中草药的气、味不同，其疗效也各异。

本书精选多种常用中草药的来源、植物特征、生境分布、采收加工、性味归经、功效主治等，进行分类编排，每种均附有植物写真照片等。内容丰富，资料较准确可靠，可在一定程度上结合现代医学科学知识进行研究，可供科研和临床的参考。

# 目　录

# 第一章 解表药

## 发散风寒药

### 麻黄

【来源】

本品为麻黄科植物草麻黄、中麻黄或木贼麻黄的草质茎。

【植物特征】

草麻黄：小灌木，常呈草本状，休质茎短小，匍匐状；小枝圆，对生或轮生，节间长 2.5~6 厘米，叶膜质鞘状，上部1/3~2/3分离，2 裂（稀3），裂片锐三角形，反曲。雌雄异株；雄球花有多数密集雄花，或成复穗状，雄花有 7~8 枚雄蕊，雌球花单生枝顶，有苞片 4~5 对，上面一对苞片内有雌花 2 朵，雌球花成熟时苞片肉质，红色；种子藏于苞片内，通常为 2 粒。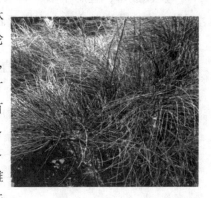

中麻黄：茎高达 1 米以上，叶上部约 1/3 分裂，裂片通常 3（稀2），钝三角形或三角形；雄球花常数个密集于节上，呈团状；雌球花 2~3 生于茎节上，仅先端一轮苞片生有 2~3 雌花。种子通常 3 粒（稀2）。

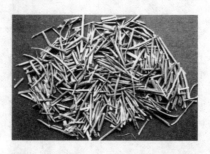

木贼麻黄：直立灌木，高达 1 米，节间短而纤细，长 1.5~2.5 厘米，叶膜质鞘状，仅上部约 1/4 分离，裂片 2，呈三角形，不反曲；雌花序常着生于节上成对，苞片内有雌花 1 朵。种子通常为 1 粒。

**【生境分布】**

生长于干燥的山冈、高地、山田或干枯的河床中。主产于吉林、辽宁、内蒙古、河北、河南、山西等地。

**【采收加工】**

秋季采割绿色的草质茎，晒干，除去木质茎、残根及杂质，切段。

**【性味归经】**

辛、微苦，温。归肺、膀胱经。

**【功效主治】**

发汗散寒，宣肺平喘，利水消肿。用于风寒感冒，胸闷喘咳，风水浮肿。蜜麻黄润肺止咳，多用于表证已解，气喘咳嗽。

**【用量用法】**

2~10 克，煎服。发汗解表宜生用，止咳平喘多炙用。

**【配伍应用】**

①风寒感冒：与桂枝相须为用，如麻黄汤（《伤寒论》）。

②风寒外束、肺气壅遏的喘咳实证：常配伍甘草、杏仁，如三拗汤（《太平惠民和剂局方》）。

③寒痰停饮、咳嗽气喘、痰多清稀者：常配伍细辛、半夏、干姜等，如小青龙汤（《伤寒论》）。

④肺热壅盛、高热喘急者：与石膏、甘草、杏仁配用，如麻杏甘石汤（《伤寒论》）。

**【使用注意】**

本品发汗宣肺力强，凡表虚自汗、阴虚盗汗及肺肾虚喘者均当慎用。

# 桂枝

## 【来源】

为樟科植物肉桂的嫩枝。

## 【植物特征】

常绿乔木，高 12~17 米。树皮呈灰褐色，有芳香，幼枝略呈四棱形。叶互生，革质；长椭圆形至近披针形，长 8~17 厘米，宽 3.5~6 厘米，先端尖，基部钝，全缘，上面绿色，有光泽，下面灰绿色，被细柔毛；具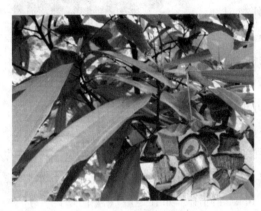离基 3 出脉，于下面明显隆起，细脉横向平行；叶柄粗壮，长 0.12 厘米。圆锥花序腋生或近顶生，长 10~19 厘米，被短柔毛；花小，直径约 3 厘米；花梗长约 5 毫米；花被管长约 2 毫米，裂片 6，黄绿色，椭圆形，长约 3 毫米，内外密生短柔毛；发育雄蕊 9，3 轮，花药矩圆形，4 室，瓣裂，外面 2 轮，花丝上无腺体，花药内向，第 3 轮雄蕊外向，花丝基部有 2 腺体，最内尚有 1 轮退化雄蕊，花药心脏形；雌蕊稍短于雄蕊，子房椭圆形，1 室，胚珠 1，花柱细，与子房几等长，柱头略呈盘状。浆果椭圆形或倒卵形，先端稍平截，暗紫色，长约 12~13 毫米，外有宿存花被。种子长卵形，紫色。花期5~7月，果期至次年2~3月。

## 【生境分布】

生长于常绿阔叶林中，但多为栽培。主产于广东、广西、云南等地。

## 【采收加工】

春、夏二季采收，除去叶，晒干，或切片晒干。以幼嫩、色棕红、气香者为佳。

## 【性味归经】

辛、甘，温。归心、肺、膀胱经。

【功效主治】

发汗解肌，温通经脉，助阳化气，平冲降气。用于风寒感冒，脘腹冷痛，血寒经闭，关节痹痛，痰饮，水肿，心悸，奔豚。

【用量用法】

3~10克，煎服。

【配伍应用】

①风寒感冒：常与麻黄同用，如麻黄汤（《伤寒论》）；若外感风寒、表虚有汗者，当与白芍同用，如桂枝汤（《伤寒论》）；若素体阳虚、外感风寒者，每与麻黄、细辛、附子配伍。

②心阳不振（不能宣通血脉，而见心悸动、脉结代者）：每与甘草、麦冬、

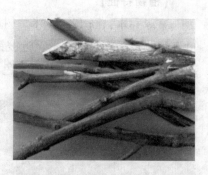

人参等同用，如炙甘草汤（《伤寒论》）；若阴寒内盛，引动下焦冲气，上凌心胸所致奔豚者，常重用本品，如桂枝加桂汤。

③脾阳不运，水湿内停所致的痰饮病眩晕、心悸、咳嗽者，常与白术、茯苓同用，如苓桂术甘汤（《金匮要略》）；若膀胱气化不行，水肿、小便不利者，每与茯苓、泽泻、猪苓等同用，如五苓散（《伤寒论》）。

【使用注意】

本品辛温助热，易伤阴动血，凡外感热病、阴虚火旺、血热妄行等证，均当忌用。孕妇及月经过多者慎用。


# 紫苏

【来源】

为唇形科植物紫苏的茎、叶，其叶称紫苏叶，其茎称紫苏梗。

【植物特征】

一年生直立草本，高1米左右，茎方形，紫色或绿紫色，上部被有紫色或白色毛。叶对生，有长柄；卵形或圆卵形，长4~11厘米，宽2.5~9厘米，先端长尖，基部楔形，微下延，边缘有粗锯齿，两面均带紫色，下面有油点。总状花序顶生或腋生；苞片卵形；花萼钟状，具5齿；

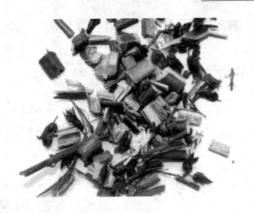

花冠2唇形，红色或淡红色；雄蕊4枚，2强。

**【生境分布】**

生长于山地、路旁、村边或荒地，多为栽培。我国各地均产，主产于江苏、湖北、湖南、浙江、山东、四川等地。

**【采收加工】**

九月（白露前后）枝叶茂盛，花序刚长出时采收，阴干。

**【性味归经】**

辛，温。归肺、脾经。

**【功效主治】**

发散风寒，开宣肺气。主治风寒感冒，常与防风、生姜等同用；若兼咳嗽者，常与杏仁、前胡等配伍，共奏宣肺发表，散寒止咳之效，如杏苏散。若表寒兼气滞胸闷者，常与香附子、陈皮等配伍，如香苏散。

**【用量用法】**

3~10克，煎服。不宜久煎。

**【配伍应用】**

①风寒感冒：常配伍陈皮、香附等药，如香苏散（《和剂局方》）。

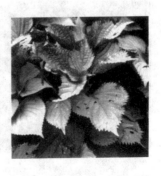

②咳喘痰多者：每与桔梗、杏仁等同用，如杏苏散（《温病条辨》）。

③脾胃气滞，胸闷呕吐（偏寒者）：常与丁香、砂仁等同用；偏热者，常与芦根、黄连等同用。

④胎气上逆、胸闷呕吐、胎动不安者：常与陈皮、砂仁等配伍。

**【使用注意】**

脾虚便溏者慎用紫苏子。

# 生姜

**【来源】**

为姜科植物姜的新鲜根茎。

**【植物特征】**

多年生宿根草本，根茎肉质，肥厚，扁平，有芳香和辛辣味。叶子列，披针形至条状披针形，长 15～30 厘米，宽约 2 厘米，先端渐尖基部渐狭，平滑无毛，有抱茎的叶鞘；无柄，花茎直立，被以覆瓦状疏离的鳞片；穗状花序，卵形至椭圆形，长约 5 厘米，宽约 2.5 厘米；苞片卵形，淡绿色；花稠密，长约 2.5 厘米，先端锐尖；萼短筒状；花冠 3 裂，裂片披针形，黄色，唇瓣较短，长圆状倒卵形，呈淡紫色，有黄白色斑点；雄蕊 1 枚，挺出，子房下位；花柱丝状，为淡紫色，柱头呈放射状。蒴果长圆形，长约 2.5 厘米。花期 6～8 月。

**【生境分布】**

生长于阳光充足、排水良好的沙质地。全国大部分地区均有栽培。主产于四川、贵州等地。

**【采收加工】**

秋、冬二季采挖，除去须根及泥沙，切片，生用。

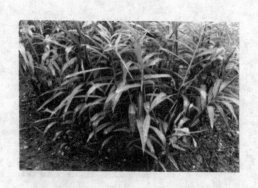 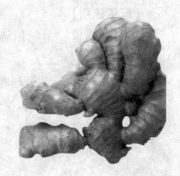

**【性味归经】**

辛，微温。归肺、脾、胃经。

**【功效主治】**

解表散寒，温中止呕，化痰止咳，解鱼蟹毒。用于风寒感冒，胃寒呕吐，寒痰咳嗽，鱼蟹中毒。

**【用量用法】**

3~10克，煎服，或捣汁服。

**【配伍应用】**

①风寒感冒轻证：可单煎或配葱白、红糖煎服；也可与羌活、桂枝等同用。

②脾胃寒证：宜与胡椒、高良姜等同用；若脾胃气虚者，宜与白术、人参等同用。

③胃寒呕吐：可配伍高良姜、白豆蔻等药；若痰饮呕吐者，常配伍半夏，如小半夏汤（《金匮要略》）；若胃热呕吐者，可配竹茹、黄连、枇杷叶等同用。

**【使用注意】**

本品助火伤阴，故热盛及阴虚内热者忌服。


# 荆芥

**【来源】**

为唇形科植物荆芥的地上部分。

**【植物特征】**

一年生草本，有香气。茎直立，方形有短毛。基部带紫红色。叶对生，羽状分裂，裂片3~5，线形或披针形，全缘，两面被柔毛。轮伞花序集成穗状顶生。花冠唇形，淡紫红色，小坚果三棱形。茎方柱形，淡紫红色，被短柔毛。断面纤维性，中心有白色髓部。叶片大多脱落或仅有少数残留。枝的顶端着生穗状轮伞花序，花冠多已脱落，宿萼钟形，顶端5齿裂，淡棕色或黄

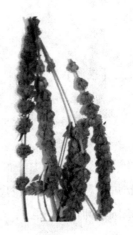

绿色，被短柔毛，内藏棕黑色小坚果。

**【生境分布】**

全国大部分地区有分布。主产于浙江、江苏、河北、河南、山东等地。

**【采收加工】**

夏、秋二季花开到顶、穗绿时采割，除去杂质。晒干，切段，生用或炒炭用。

**【性味归经】**

辛，微温。归肺、肝经。

**【功效主治】**

解表散风，透疹。主治感冒，头痛，麻疹，风疹，疮疡初起。

**【用量用法】**

5~10克，煎服，不宜久煎。发表透疹消疮宜生用；止血宜炒用。荆芥穗更长于祛风。

**【配伍应用】**

①风寒感冒，恶寒发热，头痛无汗者：常与防风、独活、羌活等药同用，如荆防败毒散（《摄生众妙方》）。

②风热感冒，发热头痛者：与金银花、薄荷、连翘等配伍，如银翘散（《温病条辨》）。

**【使用注意】**

本品性主升散，凡表虚自汗、阴虚头痛忌服。


# 防风

**【来源】**

为伞形科植物防风的根。

**【植物特征】**

多年生草本，高达80厘米，茎基密生褐色纤维状的叶柄残基。茎单生，二歧分枝。基生叶有长柄，2~3回羽裂，裂片楔形，有3~4缺刻，具扩展叶鞘。复伞形花序，总苞缺如，或少有1片；花小，白色。双悬果椭圆状卵形，分果有5棱，棱槽间，有油管1，结合面有油管2，幼果有海绵质瘤状突起。

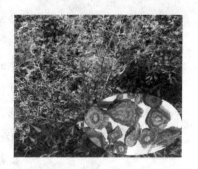

**【生境分布】**

生长于丘陵地带山坡草丛中或田边、路旁，高山中、下部。主产于东北、内蒙古、河北、山东、河南、陕西、山西、湖南等地。

**【采收加工】**

春、秋二季采挖未抽花茎植株的根，除去须根及泥沙，晒干。

**【性味归经】**

辛、甘、微温。归膀胱、肝、脾经。

**【功效主治】**

祛风解表，胜湿止痛，止痉。用于感冒头痛，风湿痹痛，风疹瘙痒，破伤风。

**【用量用法】**

5~10克，煎服。

**【配伍应用】**

①风寒表证，头痛身痛、恶风寒者：与荆芥、独活、羌活等同用，如荆防败毒散（《摄生众妙方》）。

②外感风湿，头痛如裹、身重肢痛者：每与羌活、川芎、藁本等药同用，如羌活胜湿汤（《内外伤辨惑论》）。

③风疹瘙痒（风寒者）：与白芷、麻黄、苍耳子等配伍，如消风散（《和剂局方》）。

**【使用注意】**

本品药性偏温，阴血亏虚、热病动风者不宜使用。


## 羌活

**【来源】**

本品为伞形科植物羌活或宽叶羌活的干燥根茎及根。

**【植物特征】**

多年生草本，高60~150厘米；茎直立，淡紫色，有纵沟纹。基生叶

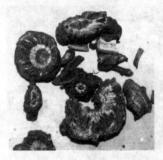

及茎下部叶具柄，基部两侧成膜质鞘状，叶为2~3回羽状复叶，小叶3~4对，卵状披针形，小叶2回羽状分裂至深裂，最下一对小叶具柄；茎上部的叶近无柄，叶片薄，无毛。复伞形花序，伞幅10~15；小伞形花序约有花20~30朵，花小，白色。双悬果长圆形、主棱均扩展成翅，每棱槽有油管3个，合生面有6个。宽叶羌活与上种区别点为：小叶长圆状卵形至卵状披针形，边缘具锯齿，叶脉及叶缘具微毛。复伞形花序，伞幅14~23；小伞形花序上生多数花，花淡黄色。双悬果近球形，每棱槽有油管3~4个，合生面有4个。

**【生境分布】**

生长于海拔2600~3500米的高山、高原之林下、灌木丛、林缘、草甸。主产于内蒙古、山西、陕西、宁夏、甘肃、青海、湖北、四川等地。

**【采收加工】**

春、秋二季采挖，除去须根及泥沙，晒干。

**【性味归经】**

辛、苦，温。归膀胱、肾经。

**【功效主治】**

解表散寒，祛风除湿，止痛。用于风寒头痛，头痛项强，风湿痹痛，肩背酸痛。

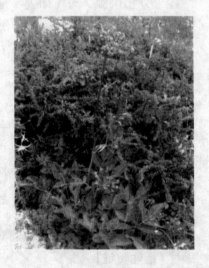

**【用量用法】**

3~10克，煎服。

**【配伍应用】**

①风寒感冒：常与防风、川芎、细辛等同用，如九味羌活汤（《此事难知》）；若风湿在表，头项强痛，腰背酸重，全身尽痛者：可配伍独活、防风、藁本等药，如羌活胜湿汤（《内外伤辨惑论》）。

②风寒湿痹、肢节疼痛：常与防风、当归、姜黄等同用，如蠲痹汤（《百一选方》）。

**【使用注意】**

本品辛香温燥之性较烈，故阴血亏虚者慎用。用量过多，易致呕吐，脾胃虚弱者不宜服。

# 发散风热药

## 牛蒡子

**【来源】**

为菊科植物牛蒡的干燥成熟果实。

**【植物特征】**

两年生大形草本，高 1～2 米，上部多分枝，带紫褐色，有纵条棱。根粗壮，肉质，圆锥形。基生叶大形，丛生，有长柄。茎生叶互生，有

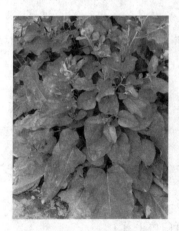

柄，叶片广卵形或心形，长 30～50 厘米，宽 20～40 厘米，边缘微波状或有细齿，基部心形，下面密布白色短柔毛。茎上部的叶逐渐变小。头状花序簇生于茎顶或排列成伞房状，花序梗长 3～7 厘米，表面有浅沟，密生细毛；总苞球形，苞片多数，覆瓦状排列，披针形或线状披针形，先端延长成尖状，末端钩曲。花小，淡红色或红紫色，全为管状花，两性，聚药雄蕊 5；子房下位，顶端圆盘状，着生短刚毛状冠毛，花柱细长，柱头 2 裂。瘦果长圆形，具纵棱，灰褐色，冠毛短刺状，淡黄棕色。

**【生境分布】**

生长于沟谷林边、荒山草地中；有栽培。主产于吉林、辽宁、黑龙

江、浙江等地。

**【采收加工】**

秋季果实成熟时采收果序。晒干，打下果实，除去杂质，再晒干。

**【性味归经】**

辛、苦，寒。归肺、胃经。

**【功效主治】**

疏散风热，宣肺透疹，解毒利咽。用于
风热感冒，咳嗽痰多，麻疹，风疹，咽喉肿
痛，痄腮，丹毒，痈肿疮毒。

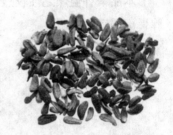

**【用量用法】**

6~12克，煎服。炒用可使其苦寒及滑肠之性略减。

**【配伍应用】**

①风热感冒，或温病初起，发热、咽喉肿痛等症：常与金银花、荆
芥、连翘、桔梗等同用，如银翘散（《温病条辨》）。

②风热咳嗽、痰多不畅者：常与桔梗、桑叶、前胡等药配伍。

③麻疹不透或透而复隐：常配薄荷、竹叶、柽柳等同用，如竹叶柳
蒡汤（《先醒斋医学广笔记》）。

**【使用注意】**

本品性寒，滑肠通便，气虚便溏者慎用。


# 菊花


**【来源】**

为菊科植物菊的干燥头状花序。

**【植物特征】**

多年生草本，茎直立，具毛，上部多分枝，高60~150厘米。单叶互
生，具叶柄；叶片卵形至卵状披针形，长3.5~5厘米，宽3~4厘米，边
缘有粗锯齿或深裂成羽状，基部心形，下面有白色毛茸。

亳菊：花序倒圆锥形，常压扁呈扁形，直径1.5~3厘米。总苞碟状，
总苞片3~4层，卵形或椭圆形，黄绿色或淡绿褐色，外被柔毛，边缘膜
质；外围舌状花数层，类白色，纵向折缩；中央管状花黄色，顶端5

齿裂。

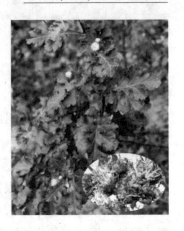

滁菊：类球形，直径 1.5~2.5 厘米。苞片淡褐色或灰绿色；舌状花白色，不规则扭曲，内卷，边缘皱宿。

贡菊：形似滁菊，直径 1.5~2.5 厘米。总苞草绿色。舌状花白色或类白色，边缘稍内卷而皱缩；管状花少，黄色。

杭菊：呈碟形或扁球形，直径 2.5~4 厘米。怀菊、川菊：花大，舌状花多为白色微带紫色，有散瓣，管状花小，淡黄色至黄色。

【生境分布】

喜温暖湿润气候，阳光充足，忌遮荫。耐寒，稍耐旱，怕水涝，喜肥。均系栽培，全国大部分省份均有种植，其中以安徽、浙江、河南、四川等省为主产区。

【采收加工】

秋末霜降前后花盛开时分批采收，阴干或烘干，或熏、蒸后晒干。

【性味归经】

甘、苦，微寒。归肺、肝经。

【功效主治】

散风清热，平肝明目，清热解毒。用于风热感冒，头痛眩晕，目赤肿痛，眼目昏花，疮痈肿毒。

【用量用法】

5~10 克，煎服。疏散风热宜用黄菊花，平肝、清肝明目宜用白菊花。

【配伍应用】

①风热感冒，或温病初起，温邪犯肺，发热、头痛、咳嗽等症：每与性能功用相似的桑叶相须为用，并常配伍连翘、桔梗、薄荷等，如桑菊饮（《温病条辨》）。

②肝阳上亢，头痛眩晕：与白芍、珍珠母、石决明等同用。

【使用注意】

本品寒凉，气虚胃寒、食减泄泻的患者慎服。

## 柴 胡

**【来源】**

本品为伞形科植物柴胡或狭叶柴胡的干燥根。按性状不同，分别习称"北柴胡"和"南柴胡"。

**【植物特征】**

多年生草本植物。主根圆柱形，有分歧。茎丛生或单生，实心，上部多分枝略呈"之"字形弯曲。基生叶倒披针形或狭椭圆形，早枯。中部叶倒披针形或宽条状披针形，长3~11厘米，下面具有粉霜。复伞形花序腋生兼顶生，花鲜黄色。双悬果椭圆形，棱狭翅状。

**【生境分布】**

生长于较干燥的山坡、林中、草丛、路边、沟边。主产于河北、河南、辽宁、湖北、陕西等地。

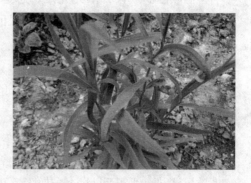

**【采收加工】**

春、秋二季采挖，除去茎叶及泥沙，干燥。

**【性味归经】**

辛、苦，微寒。归肝、胆、肺经。

**【功效主治】**

疏散退热，疏肝解郁，升举阳气。用于感冒发热，寒热往来，胸胁胀痛，月经不调，子宫脱垂，脱肛。

**【用量用法】**

3~10克，煎服。解表退热宜生用，且用量宜稍重，疏肝解郁宜醋炙，升阳可生用或酒炙，其用量均宜稍轻。

**【配伍应用】**

①风寒感冒，恶寒发热、头身疼痛：常与生姜、防风等药配伍，如正柴胡饮（《景岳全书》）。

②外感风寒，寒邪入里化热，恶寒渐轻，身热增盛者：多与葛根、

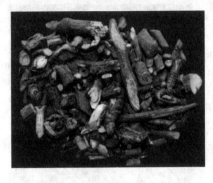

黄芩、羌活、石膏等同用，如柴葛解肌汤（《伤寒六书》）。

③风热感冒，发热，头痛等症：可与菊花、升麻、薄荷等同用。

④伤寒邪在少阳，寒热往来、胸胁苦满、口苦咽干、目眩：常与黄芩、生姜、半夏等同用，如小柴胡汤（《伤寒论》）。

【使用注意】

柴胡其性升散，古人有"柴胡劫肝阴"之说，阴虚阳亢，肝风内动，阴虚火旺及气机上逆者忌用或慎用。

## 升麻

【来源】

本品为毛茛科植物大三叶升麻、兴安升麻或升麻的干燥根茎。

【植物特征】

大三叶升麻为多年生草木，根茎上生有多数内陷圆洞状的老茎残基。叶互生，2回3出复叶，小叶卵形至广卵形，上部3浅裂，边缘有锯齿。圆锥花序具分枝3~20条，花序轴和花梗密被灰色，或锈色的腺毛及柔毛。花两性，退化雄蕊长卵形，先端不裂；能育雄蕊多数，花丝长短不一，心皮3~5，光滑无毛。果无毛。

兴安升麻与上种不同点是，花单性，退化雄蕊先端2深裂，裂片顶端常具一明显花药。升麻与大三叶升麻不同点为，叶为数回羽状复叶，退化雄蕊先端2裂，不具花药。心皮及果有毛。

【生境分布】

生长于山坡、沙地。主产于黑龙江、吉林、辽宁等地。

【采收加工】

秋季采挖，除去泥沙，晒至须根干时，燎去或除去须根，晒干。

【性味归经】

辛、微甘，微寒。归肺、脾、胃、大肠经。

【功效主治】

发表透疹，清热解毒，升举阳气。用于风热头痛，齿痛，口疮，咽喉肿痛，麻疹不透，阳毒发斑，脱肛，子宫脱垂。

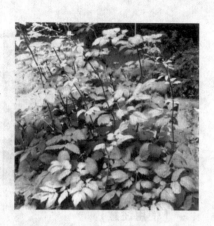

【用量用法】

3~10克，煎服。发表透疹、清热解毒宜生用，升阳举陷宜炙用。

【配伍应用】

①风热感冒，温病初起，发热、头痛等症：可与桑叶、薄荷、菊花、连翘等同用。

②风寒感冒，恶寒发热，无汗、头痛、咳嗽者：常配伍麻黄、白芷、紫苏、川芎等药，如十神汤（《和剂局方》）。

③外感风热夹湿之阳明经头痛，额前作痛、呕逆、心烦痞者：可与葛根、苍术、鲜荷叶等配伍，如清震汤（《症因脉治》）。

④麻疹初起，透发不畅：常与葛根、甘草、白芍等同用，如升麻葛根汤（《阎氏小儿方论》）。

【使用注意】

麻疹已透、阴虚火旺以及阴虚阳亢者均当忌用。

# 木贼

【来源】

为木贼科植物木贼的干燥地上部分。

【植物特征】

一年或多年生草本蕨类植物，根茎短，棕黑色，匍匐丛生；植株高达1米。枝端产生孢子叶球，矩形，顶端尖，形如毛笔头。地上茎单一枝不分枝，中空，有纵列的脊，脊上有疣状突起两行，极粗糙。叶成鞘状，紧包节上，顶部及基部各有一黑圈，鞘上的齿极易脱落。孢子囊生于茎顶，长圆形，无柄，具小尖头。

**【生境分布】**

生于河岸湿地、坡林下阴湿处、溪边等阴湿的环境。主产于陕西、吉林、辽宁、湖北及黑龙江等地。以陕西产量大，辽宁品质好。均为野生。

**【采收加工】**

夏、秋二季采割，除去杂质，晒干或阴干。

**【性味归经】**

甘、苦，平。归肺、肝经。

**【功效主治】**

疏散风热，明目退翳。用于风热目赤，迎风流泪，目生云翳。

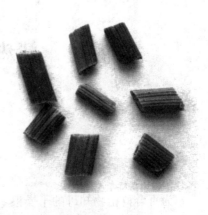

**【用量用法】**

3~9克，煎服。

**【配伍应用】**

①风热上攻于目，目赤肿痛，多泪，目生翳障：常与蝉蜕、菊花、谷精草等药同用。

②肝热目赤：可与夏枯草、决明子、菊花等药配伍。

**【使用注意】**

气血虚者慎服。

# 第二章　清热药

## 清热泻火药

### *知母*

【来源】

为百合科植物知母的干燥根茎。

【植物特征】

多年生草本，根茎横走，密被膜质纤维状的老叶残基。叶丛生，线形，质硬。花茎直立，从叶丛中生出，其下散生鳞片状小苞片，2~3 朵簇生于苞腋，成长形穗状花序，花被长筒形，黄白色或紫堇色，有紫色条纹。蒴果长圆形，熟时 3 裂。种子黑色。毛知母呈长条状，微弯曲，略扁，少有分枝，长 3~15 厘米，直径 0.8~1.5 厘米，顶端有残留的浅黄色叶痕及茎痕，习称"金包头"，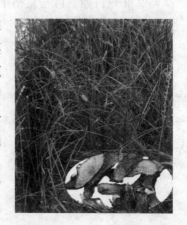
上面有一凹沟，具环节，节上密生残存的叶基，由两侧向上方生长，根茎下有点状根痕。

【生境分布】

生长于山地、干燥丘陵或草原地带。主产于山西、河北、内蒙古等地。

**【采收加工】**

春、秋二季采挖，除去须根及泥沙，晒干，习称"毛知母"；或除去外皮，晒干。

**【性味归经】**

苦、甘，寒。归肺、胃、肾经。

**【功效主治】**

清热泻火，滋阴润燥。用于外感热病，高热烦渴，肺热燥咳，骨蒸潮热，内热消渴，肠燥便秘。

**【用量用法】**

6~12克，煎服。

**【配伍应用】**

①外感热病，高热烦渴者：常与石膏相须为用，如白虎汤（《伤寒论》）。

②肺热燥咳：常配贝母同用，如二母散（《证治准绳》）。

③肺燥久嗽气急：配杏仁、莱菔子同用，如宁嗽煎（《奇方类编》）。

**【使用注意】**

本品性寒质润，有滑肠作用，故脾虚便溏者不宜用。

# 芦根

**【来源】**

为禾本科植物芦苇的新鲜或干燥根茎。

**【植物特征】**

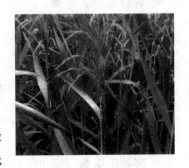

多年生高大草本，具有匍匐状地下茎，粗壮，横走，节间中空，每节上具芽。茎高2~5米，节下通常具白粉。叶2列式排列，具叶鞘；叶鞘抱茎，无毛或具细毛；叶灰绿色或蓝绿色，较宽，线状披针形，粗糙，先端渐尖。圆锥花序大形，顶生，直立，有时稍弯曲，暗紫色或褐紫色，稀淡黄色。

【生境分布】

生长于池沼地、河溪地、湖边及河流两岸沙地及湿地等处，多为野生。全国大部地区均产。

【采收加工】

全年均可采挖，除去芽、须根及膜状叶，鲜用或晒干。

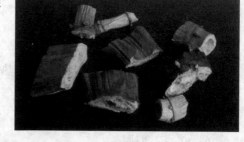

【性味归经】

甘，寒。归肺、胃经。

【功效主治】

清热泻火，生津止渴，除烦，止呕，利尿。用于热病烦渴，肺热咳嗽，肺痈吐脓，胃热呕哕，热淋涩痛。

【用量用法】

15~30克，鲜品用量加倍，或捣汁用。

【配伍应用】

①热病伤津，烦热口渴者：常配麦冬、天花粉等药同用；或以其鲜汁配梨汁、麦冬汁、荸荠汁、藕汁服，如五汁饮（《温病条辨》）。

②胃热呕哕：可用鲜品配生姜、青竹茹等煎服。如芦根饮子（《千金方》）；也可单用煎浓汁频饮（《肘后方》）。

③肺热咳嗽：常配黄芩、瓜蒌、浙贝母等药同用。

【使用注意】

脾胃虚寒者忌服。


# 淡竹叶

【来源】

为禾本科植物淡竹叶的干燥茎叶。

【植物特征】

多年生草本，高40~100厘米。根茎短缩而木化。秆直立，中空，节明显。叶互生，广披针形，先端渐尖，基部收缩成柄状，无毛蕨，两面有小刺毛，脉平行并有小横脉；叶舌短小，质硬，具缘毛。圆锥花序顶生，小枝开展；小穗狭披针形。颖果深褐色。花期6~9月，果期8~10月。

**【生境分布】**

生长于林下或沟边阴湿处。主产于浙江、安徽、湖南、四川、湖北、广东、江西等地。

**【采收加工】**

夏季未抽花穗前采割，晒干。

**【性味归经】**

甘、淡，寒。归心、胃、小肠经。

**【功效主治】**

清热泻火，除烦止渴，利尿通淋。用于热病烦渴，小便赤涩淋痛，口舌生疮。

**【用量用法】**

6~10克，煎服。

**【配伍应用】**

①热病伤津，心烦口渴：常配芦根、石膏等药用；或配黄芩、麦冬、知母等药用，如淡竹叶汤（《医学心悟》）。

②心、胃火盛，口舌生疮及移热小肠热淋涩痛：与滑石、灯心草、白茅根等药同用。

**【使用注意】**

虚寒证忌用。

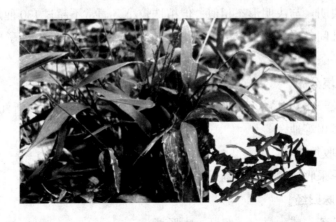

## 决明子

**【来源】**

本品为豆科植物决明或小决明的干燥成熟种子。

**【植物特征】**

决明：一年生半灌木状草本，高 1～2 米，上部多分枝，全体被短柔毛。双数羽状复叶互生，有小叶 2～4 对，在下面两小叶之间的叶轴上有

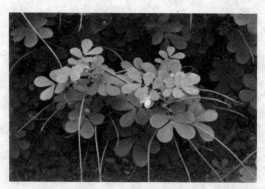

长形暗红色腺体；小叶片倒卵形或倒卵状短圆形，长 1.5～6.5 厘米，宽 1～3 厘米，先端圆形，有小突尖，基部楔形，两侧不对称，全缘。幼时两面疏生柔毛。花成对腋生，小花梗长 1～2.3 厘米；萼片 5，分离；花瓣 5，黄色，倒卵形，长约 12 毫米，具短爪，最上瓣先端有凹，基部渐窄；发育雄蕊 7，3 枚退化。子房细长弯曲，柱头头状。荚果四棱柱状，略扁，稍弯曲。长 15～24 厘米，果柄长 2～4 厘米。种子多数，菱状方形，淡褐色或绿棕色，有光泽，两侧面各有一条线形的宽 0.3～0.5 毫米浅色斜凹纹。

小决明：与决明形态相似，但植株较小，通常不超过 130 厘米。下面两对小叶间各有 1 个腺体；小花梗、果实及果柄均较短；种子较小，两侧各有一条宽 1.5～2 毫米的绿黄棕色带。具臭气。

**【生境分布】**

生长于村边、路旁和旷野等处。主产于安徽、江苏、浙江、广东、广西、四川等地。

**【采收加工】**

秋季采收成熟果实，晒干，打下种子，除去杂质。

**【性味归经】**

甘、苦、咸，微寒。归肝、大肠经。

【功效主治】

清热明目，润肠通便。用于目赤涩痛，羞明多泪，头痛眩晕，目暗不明，大便秘结。

【用量用法】

9~15克，煎服。用于润肠通便，不宜久煎。

【配伍应用】

①肝热目赤肿痛、羞明多泪：常配黄芩、木贼、赤芍同用，如决明子散（《银海精微》）。

②风热上攻头痛目赤：配菊花、茺蔚子、青葙子等同用，如决明子丸（《证治准绳》）。

③肝肾阴亏、视物昏花、目暗不明：配生地黄、山茱萸等药同用，如决明散（《银海精微》）。

【使用注意】

气虚便溏者不宜用。

# 谷精草

【来源】

为谷精草科植物谷精草的干燥带花茎的头状花序。

【植物特征】

多年生草本；叶通常狭窄，密丛生；叶基生，长披针状线形，有横脉。花小，单性，辐射对称，头状花序球形，顶生，总苞片宽倒卵形或近圆形，花苞片倒卵形，顶端聚尖，蒴果膜质，室背开裂；种子单生，胚乳丰富。蒴果长约1毫米，种子长椭圆形，有毛茸。

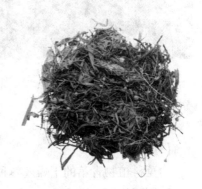

【生境分布】

生长于溪沟、田边阴湿地带。主产于江苏、浙江、湖北等地。

【采收加工】

秋季采收，将花序连同花茎拔出，晒干。

【性味归经】

辛、甘，平。归肝、肺经。

【功效主治】

疏散风热，明目退翳。用于风热目赤，肿痛羞明，眼生翳膜，风热头痛。

【用量用法】

5~10克，煎服。

【配伍应用】

①风热上攻所致目赤肿痛、羞明多泪、眼生翳膜者：可与荆芥、龙胆草、决明子等配伍，如谷精草汤（《审视瑶函》）。

②风热头痛、齿痛：常配菊花、薄荷、牛蒡子等药同用。

【使用注意】

阴虚血亏之眼疾者不宜用。

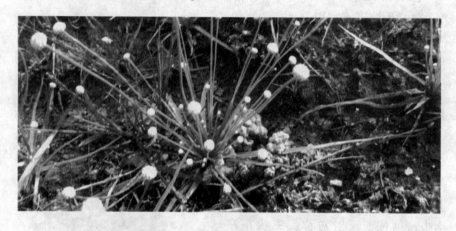

# 青葙子

【来源】

为苋科植物青葙的干燥成熟种子。

【植物特征】

一年生草本，高达1米。茎直立，绿色或带红紫色，有纵条纹。叶互生，披针形或椭圆状披针形。穗状花序顶生或腋生；苞片、小苞片和花被片干膜质，淡红色，后变白色。胞果卵形，盖裂。种子扁圆形，黑色，有光泽。

【生境分布】

生长于平原或山坡。全国大部分地区均有栽培。

【采收加工】

秋季果实成熟时采割植株或摘取果穗，晒干，收集种子，除去杂质。

【性味归经】

苦，微寒。归肝经。

【功效主治】

清肝泻火，明目退翳。用于肝热目赤，眼生翳膜，视物昏花，肝火眩晕。

【用量用法】

9~15克，煎服。

【配伍应用】

①肝火上炎所致目赤肿痛、眼生翳膜、视物昏花等：可配决明子、茺蔚子等同用，如青葙丸（《证治准绳》）。

②肝虚血热之视物昏花：配玄参、生地黄、车前子，如青葙丸（《医宗金鉴》）。

③肝肾亏损，目昏干涩：配山药、肉苁蓉、菟丝子等药用，如绿风还睛丸（《医宗金鉴》）。

【使用注意】

本品有扩散瞳孔的作用，青光眼患者禁用。

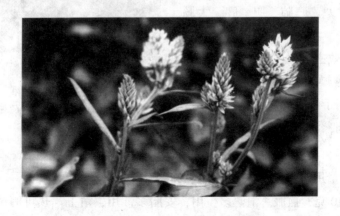

# 清热燥湿药

## 黄芩

**【来源】**

为唇形科植物黄芩的干燥根。

**【植物特征】**

多年生草本，茎高 20~60 厘米，四棱形，多分枝。叶披针形，对生，茎上部叶略小，全缘，上面深绿色，无毛或疏被短毛，下面有散在的暗腺点，圆锥花序顶生，花蓝紫色，二唇形，常偏向一侧，小坚果，黑色。

**【生境分布】**

生长于山顶、林缘、路旁、山坡等向阳较干燥的地方。主产于河北、山西、内蒙古等地，以河北承德所产质量最佳。

**【采收加工】**

春、秋二季采挖，除去须根及泥沙，晒后撞去粗皮，晒干。

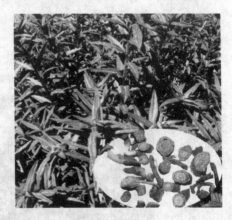

**【性味归经】**

苦，寒。归肺、胆、脾、大肠、小肠经。

**【功效主治】**

清热燥湿，泻火解毒，止血，安胎。用于湿温、暑湿、胸闷呕恶，湿热痞满，泻痢，黄疸，肺热咳嗽，高热烦渴，血热吐衄，痈肿疮毒，胎动不安。

**【用量用法】**

3~10 克，煎服。清热多生用，安胎多炒用，清上焦热可酒炙用，止血可炒炭用。

**【配伍应用】**

①湿温、暑湿证，湿热阻遏气机而致胸闷恶心呕吐、身热不扬、舌苔黄腻者：常配滑石、通草、白豆蔻等药同用，如黄芩滑石汤（《温病条辨》）。

②湿热中阻，痞满呕吐：配干姜、黄连、半夏等同用，如半夏泻心汤（《伤寒论》）。

③大肠湿热之泄泻、痢疾：配葛根、黄连等同用，如葛根黄芩黄连汤（《伤寒论》）。

**【使用注意】**

本品苦寒伤胃，脾胃虚寒者不宜使用。


# 黄连

**【来源】**

本品为毛茛科植物黄连、三角叶黄连或云连的干燥根茎。以上三种分别习称"味连""雅连""云连"。

**【植物特征】**

黄连：多年生草本，高 15~25 厘米。根茎黄色、成簇生长。叶基生，具长柄，叶片稍带革质，卵状三角形，三全裂，中央裂片稍呈棱形，具柄，长约为宽的 1.5~2 倍，羽状深裂，边缘具锐锯齿；侧生裂片斜卵形，比中央裂片短，叶面沿脉被短柔毛。花葶 1~2，二歧或多歧聚伞花序，有花 3~8 朵，萼片 5，黄绿色，长椭圆状卵形至披针形，长 9~12.5 毫米；花瓣线形或线状披针形，长 5~7 毫米，中央有蜜槽；雄蕊多数，外轮比花瓣略短；心皮 8~12。蓇葖果具柄。

三角叶黄连与黄连不同点为：叶的裂片均具十分明显的小柄，中央裂片三角状卵形，4~6 对羽状深裂，二回裂片彼此密接；雄蕊长为花瓣之半，种子不育。

云南黄连与黄连不同点为：叶裂片上的羽状深裂片间的距离通常更为稀疏；花瓣匙形，先端钝圆，中部以下变狭成为细长的爪。

川连：多分枝形如鸡爪。根茎上有多数坚硬的须根残迹，部分节间平滑，习称"过桥"。

雅连：多单枝，略呈圆柱形，长4~8厘米，直径0.5~1厘米。"过桥"较长，顶端有少许残茎。

云连：多为单枝，较细小，长2~5厘米，直径2~4毫米。

**【生境分布】**

生长于海拔1000~1900米的山谷、凉湿荫蔽密林中，也有栽培品。主产于四川、湖北、山西、甘肃等地。

**【采收加工】**

秋季采挖，除去须根及泥沙，干燥，撞去残留须根。

**【性味归经】**

苦，寒。归心、脾、胃、肝、胆、大肠经。

**【功效主治】**

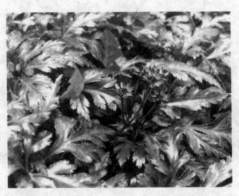

清热燥湿，泻火解毒。用于湿热痞满，呕吐吞酸，泻痢，黄疸，高热神昏，心火亢盛，心烦不寐，心悸不宁，血热吐衄，目赤，牙痛，消渴，痈肿疔疮；外治湿疹，湿疮，耳道流脓。酒黄连善清上焦火热，用于目赤、口疮。姜黄连清胃和胃止呕，用于寒热互结，湿热中阻，痞满呕吐，萸黄连舒肝和胃止呕。用于肝胃不和，呕吐吞酸。

**【用量用法】**

2~5克，煎服。外用：适量。

**【配伍应用】**

①湿热阻滞中焦，气机不畅所致脘腹痞满、恶心呕吐：常配苏叶用，如苏叶黄连汤（方出《温热经纬》，名见《中医妇科学》）；或配黄芩、半夏、干姜同用，如半夏泻心汤（《伤寒论》）。

②胃热呕吐：配石膏同用，如石连散（《仙拈集》）。

③肝火犯胃所致胁肋胀痛、呕吐吞酸：配吴茱萸同用，如左金丸（《丹溪心法》）。

④脾胃虚寒，呕吐酸水：配人参、干姜、白术等药同用，如连理汤

（《症因脉治》）。

【使用注意】

本品大苦大寒，过服、久服易伤脾胃，脾胃虚寒者忌用；苦燥易伤阴津，阴虚津伤者慎用。

## 黄柏

【来源】

为芸香科植物黄皮树的干燥树皮。

【植物特征】

落叶乔木，高 10~12 米。单数羽状复叶，对生；小叶 7~15，矩圆状 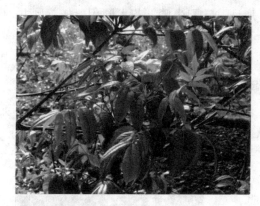 披针形及矩圆状卵形，长 9~15 厘米，宽 3~15 厘米，顶端长渐尖，基部宽楔形或圆形，不对称，上面仅中脉密被短毛，下面密被长柔毛，花单性，雌雄异味，排成顶生圆锥花序，花序轴密被短毛；果轴及果枝粗大，常密被短毛；浆果状核果球形，熟时黑色，有核 5~6。

【生境分布】

生长于沟边、路旁，土壤比较肥沃的潮湿地。主产于四川、湖北、贵州、云南、江西、浙江等地。

【采收加工】

剥取树皮后，除去粗皮，晒干。

【性味归经】

苦，寒。归肾、膀胱经。

【功效主治】

清热燥湿，泻火除蒸，解毒疗疮。用于湿热泻痢，黄疸尿赤，带下阴痒，热淋涩痛，脚气痿，骨蒸劳热，盗汗，遗精，疮疡肿毒，湿疹瘙痒。盐黄柏滋阴降火，用于阴虚火旺、盗汗骨蒸。

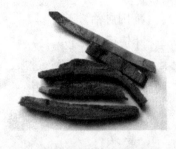

**【用量用法】**

3~12克，煎服。外用：适量。

**【配伍应用】**

①湿热下注之带下黄浊臭秽：配芡实、山药、车前子等药同用，如易黄汤（《傅青主女科》）。

②湿热下注膀胱，小便短赤热痛：常配茯苓、萆薢、车前子等药同用，如萆薢分清饮（《医学心悟》）。

③湿热泻痢：常配黄连、白头翁、秦皮等药同用，如白头翁汤（《伤寒论》）。

④湿热郁蒸之黄疸：配栀子用，如栀子柏皮汤（《伤寒论》）。

⑤湿热下注所致脚气肿痛、痿证：常配牛膝、苍术同用，如三妙丸（《医学心悟》）。

**【使用注意】**

本品苦寒伤胃，脾胃虚寒者忌用。

# 龙胆

**【来源】**

本品为龙胆科植物条叶龙胆、龙胆、三花龙胆或坚龙胆的干燥根及根茎。前三种习称"龙胆"，后一种习称"坚龙胆"。

**【植物特征】**

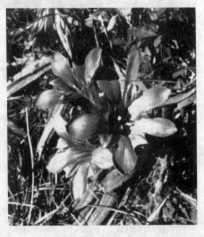

龙胆为多年生草本，全株绿色稍带紫色。茎直立，单一粗糙。叶对生，基部叶甚小，鳞片状，中部及上部的叶卵形或卵状披针形，长2.5~8厘米，宽1~2厘米，叶缘及叶背主脉粗糙，基部抱茎，主脉3条，无柄的花多数族生于茎顶及上部叶腋；萼钟形，花冠深蓝色至蓝色，钟5裂，裂片之间有褶状三角形副冠片；雄蕊5；花丝基部有宽翅；蒴果长圆形，种子边缘有翅。

三花龙胆与龙胆的不同点是：叶线状披针形，宽 0.5~1.2 厘米，叶缘及脉光滑不粗糙；花 3~5 朵簇生于茎顶或叶腋，花冠裂片先端钝。

条叶龙胆与三花龙胆近似，不同点是：叶片长圆披针形或条形，宽 4~14 毫米，叶缘反卷；花 1~2 朵生于茎顶，花冠裂片三角形，先端急尖。

**【生境分布】**

生长于山坡草地、河滩灌木丛中、路边以及林下草甸。主产于东北。

**【采收加工】**

春、秋二季采挖，洗净，干燥。

**【性味归经】**

苦，寒。归肝、胆经。

**【功效主治】**

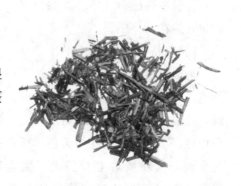

清热燥湿，泻肝胆火。用于湿热黄疸，阴肿阴痒，带下，湿疹瘙痒，肝火目赤，耳鸣耳聋，胁痛口苦，强中，惊风抽搐。

**【用量用法】**

3~6 克，煎服。

**【配伍应用】**

①湿热黄疸：可配苦参用，如苦参丸（《杂病源流犀烛》）；或配大黄、栀子、白茅根等药同用，如龙胆散（《圣惠方》）。

②湿热下注，阴肿阴痒、湿疹瘙痒、带下黄臭：常配木通、泽泻、车前子等药同用，如龙胆泻肝汤（《兰室秘藏》）。

③肝火头痛，目赤耳聋，胁痛口苦：多配黄芩、柴胡、栀子等药同用，如龙胆泻肝汤（《兰室秘藏》）。

**【使用注意】**

脾胃虚寒者不宜用，阴虚津伤者慎用。

# 清热解毒药

## 金银花

**【来源】**

为忍冬科植物忍冬、红腺忍冬、山银花或毛花柱忍冬的干燥花蕾或带初开的花。

**【植物特征】**

为半常绿缠绕性藤本，全株密被短柔毛。叶对生，卵圆形至长卵形，常绿。花成对腋生，花冠2唇形，初开时呈白色，二三日后转变为黄色，所以称为金银花，外被柔毛及腺毛。浆果球形，成熟时呈黑色。花蕾呈棒状略弯曲，长1.5~3.5厘米，表面黄色至浅黄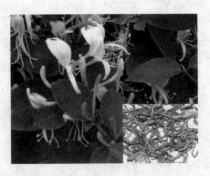棕色，被短柔毛，花冠筒状，稍开裂，内有雄蕊5枚，雌蕊1枚。

**【生境分布】**

生长于路旁、山坡灌木丛或疏林中。全国大部分地区有分布。

**【采收加工】**

夏初花开放前采收，干燥。

**【性味归经】**

甘，寒。归肺、心、胃经。

**【功效主治】**

清热解毒，疏散风热。用于痈肿疔疮，喉痹，丹毒，热毒血痢，风热感冒，温病发热。

**【用量用法】**

6~15克，煎服。疏散风热、清泄里热以生品为佳；炒炭宜用于热毒血痢；露剂多用于暑热烦渴。

**【配伍应用】**

①疗痈疮初起，红肿热痛者：可单用本品煎服。并用药渣外敷患处，亦可与皂角刺、白芷、穿山甲配伍，如仙方活命饮（《妇人良方》）。

②疗疮肿毒，坚硬根深者：常与紫花地丁、野菊花、蒲公英同用，如五味消毒饮（《医宗金鉴》）。

③肠痈腹痛者：常与地榆、当归、黄芩配伍，如清肠饮（《辨证录》）。

**【使用注意】**

脾胃虚寒及气虚疮疡脓清者忌用。


## 连翘

**【来源】**

为木犀科植物连翘的干燥果实。

**【植物特征】**

落叶灌木，高 2~3 米。茎丛生，小枝通常下垂，褐色，略呈四棱状，皮孔明显，中空。单叶对生或 3 小叶丛生，卵形或长圆状卵形，长 3~10 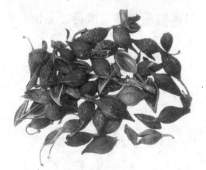厘米，宽 2~4 厘米，无毛，先端锐尖或钝，基部圆形，边缘有不整齐锯齿。花先叶开放，一至数朵，腋生，金黄色，长约 2.5 厘米。花萼合生，与花冠筒约等长，上部 4 深裂；花冠基部联合成管状，上部 4 裂，雄蕊 2 枚，着生花冠基部，不超出花冠，子房卵圆形，花柱细长，柱头 2 裂。蒴果狭卵形，稍扁，木质，长约 1.5 厘米，成熟时 2 瓣裂。种子多数，棕色、扁平，一侧有薄翅。

**【生境分布】**

生长于山野荒坡或栽培。主产于山西、河南、陕西等地。

**【采收加工】**

秋季果实初熟尚带绿色时采收，除去杂质，蒸熟，晒干，习称"青翘"；果实熟透时采收，晒干，除去杂质，习称"老翘"。

**【性味归经】**

苦，微寒。归肺、心、小肠经。

**【功效主治】**

清热解毒，消肿散结，疏散风热。用于痈疽，瘰疬，乳痈，丹毒，风热感冒，温病初起，温热入营，高热烦渴，神昏发斑，热淋涩痛。

**【用量用法】**

6～15克，煎服。

**【配伍应用】**

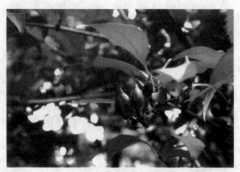

①痈肿疮毒：常与金银花、野菊花、蒲公英等同用；若疮痈红肿未溃，常与皂角刺、穿山甲配伍，如加减消毒饮（《外科真诠》）；若疮疡脓出、红肿溃烂，常与天花粉、牡丹皮同用，如连翘解毒汤（《疡医大全》）。

②痰火郁结，瘰疬痰核：常与夏枯草、玄参、浙贝母、牡蛎等同用。

③风热外感或温病初起，头痛发热、口渴咽痛：常与薄荷、金银花、牛蒡子等同用，如银翘散（《温病条辨》）。

**【使用注意】**

脾胃虚寒及气虚脓清者不宜用。


## 穿心莲

**【来源】**

为爵床科植物穿心莲的干燥地上部分。

**【植物特征】**

一年生草本，全体无毛。茎多分枝，且对生，方形。叶对生，长椭圆形。圆锥花序顶生和腋生，有多数小花，花淡紫色，花冠2，唇形，上唇2裂，有紫色斑点，下唇深3裂，蒴果长椭圆形至线形，种子多数。

**【生境分布】**

生长于湿热的丘陵、平原地区。主要栽培于广东、广西、福建等地。

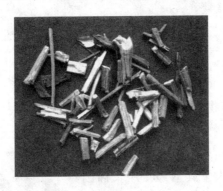

**【采收加工】**

秋初茎叶茂盛时采割，晒干。

**【性味归经】**

苦，寒。归心、肺、大肠、膀胱经。

**【功效主治】**

清热解毒，凉血，消肿。用于感冒发热，咽喉肿痛，口舌生疮，顿咳劳嗽，泄泻痢疾，热淋涩痛，痈肿疮疡，毒蛇咬伤。

**【用量用法】**

6～9克，煎服。煎剂易致呕吐，故多作丸、散、片剂。外用：适量。

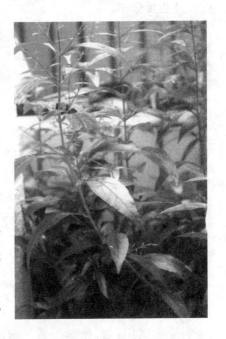

**【配伍应用】**

①外感风热或温病初起，发热头痛：可单用，如穿心莲片（《中国药典》）；亦常与金银花、薄荷、连翘等同用。

②肺热咳嗽气喘：常与黄芩、地骨皮、桑白皮合用。

③肺痈咳吐脓痰：与桔梗、鱼腥草、冬瓜仁等药同用。

④咽喉肿痛：与玄参、板蓝根、牛蒡子等药同用。

【使用注意】

不宜多服久服；脾胃虚寒者不宜用。

# 板蓝根

【来源】

为十字花科植物菘蓝的干燥根。

【植物特征】

两年生草本，茎高40~90厘米，稍带
粉霜。基生叶较大，具柄，叶片长椭圆
形，茎生叶披针形，互生，无柄，先端钝
尖，基部箭形，半抱茎。花序复总状；花
小，黄色短角果长圆形，扁平有翅，下
垂，紫色；种子1枚，椭圆形，褐色。

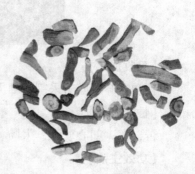

【生境分布】

生长于山地林缘较潮湿的地方。野生或栽培。主产于河北、陕西、
河南、江苏、安徽等地。

【采收加工】

秋季采挖，除去泥沙，晒干。

【性味归经】

苦，寒。归心、胃经。

【功效主治】

清热解毒，凉血利咽。用于温疫时毒，发热咽痛，温毒发斑，痄腮，
烂喉丹痧，大头瘟疫，丹毒，痈肿。

【用量用法】

9~15克，煎服。

【配伍应用】

①外感风热或温病初起，发热头痛咽痛：可单味使用；或与荆芥、
金银花等同用；若风热上攻，咽喉肿痛，常与马勃、玄参、牛蒡子等
同用。

②丹毒、痄腮、大头瘟疫，头面红肿，咽喉不利者：常配伍连翘、

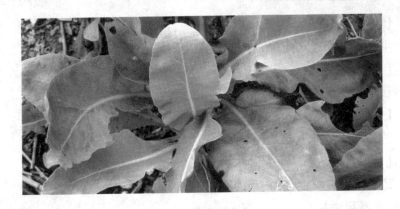

玄参、牛蒡子等，如普济消毒饮（《东垣试效方》）。

【使用注意】

体虚而无实火热毒者忌服，脾胃虚寒者慎用。

# 贯众

【来源】

为鳞毛蕨科植物粗茎鳞毛蕨的带叶柄基部的干燥根茎。

【植物特征】

多年生草本。地下茎粗大，有许多叶柄残基及须根，密被锈色或深褐色大形鳞片。叶簇生于根茎顶端，具长柄。叶片广倒披针形，最宽在上部 1/3 处，长 40~80 厘米，宽 16~28 厘米，两回羽状全列或浅裂，羽片无柄，线状披针形，先端渐尖，羽片再深裂，小裂片多数，密接，矩圆

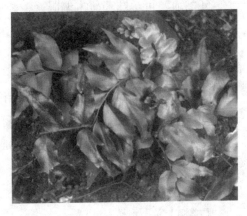

形，圆头，叶脉开放。孢子囊群圆形，着生于叶背近顶端 1/3 的部分，每片有2~4对，近中肋下部着生；囊群盖圆肾形，直径 1 毫米，棕色。根茎呈长圆锥形，上端钝圆或截形，下端较尖，略弯曲。长 10~20 厘米，粗 5~8 厘米。

**【生境分布】**

生长于山阴近水处。主产于辽宁、吉林、黑龙江等地。

**【采收加工】**

秋季采挖，削去叶柄，须根，除去泥沙，晒干。

**【性味归经】**

苦，微寒；有小毒。归肝、胃经。

**【功效主治】**

清热解毒，驱虫。用于虫积腹痛，疮疡。

**【用量用法】**

4.5~9克，煎服。杀虫及清热解毒宜生用；止血宜炒炭用。外用：适量。

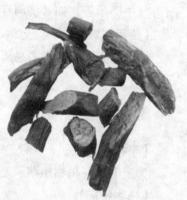

**【配伍应用】**

①风热感冒，温毒发斑：常与甘草、黄连等同用，如贯众散（《普济方》）。

②风热感冒：单用本品；或配金银花、桑叶等。

③便血：配伍侧柏叶同用。

④衄血：可单味药研末调服（《本草图经》）。

⑤吐血：与黄连为伍，研末，糯米饮调服，如贯众散（《圣济总录》）。

**【使用注意】**

本品有小毒，用量不宜过大；服用本品时忌油腻；脾胃虚寒者及孕妇慎用。


# 蒲公英

**【来源】**

本品为菊科植物蒲公英、碱地蒲公英或同属数种植物的干燥全草。

**【植物特征】**

多年生草本，富含白色乳汁；直根深长。叶基生，叶片倒披针形，边缘有倒向不规则的羽状缺刻。头状花序单生花茎顶端，全为舌状花；

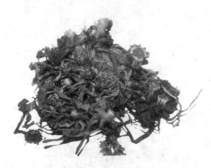

总苞片多层，先端均有角状突起；花黄色；雄蕊 5 枚；雌蕊 1 枚，子房下位。瘦果纺锤形，具纵棱，全体被有刺状或瘤状突起，顶端具纤细的喙，冠毛白色。

**【生境分布】**

生长于道旁、荒地、庭园等处。全国大部分地区均产，主产于山西、河北、山东及东北等地。

**【采收加工】**

春至秋季花初开时采挖，除去杂质，洗净，晒干。

**【性味归经】**

苦、甘，寒。归肝、胃经。

**【功效主治】**

清热解毒，消肿散结，利尿通淋。用于疔疮肿毒，乳痈，瘰疬，目赤，咽痛，肺痈，肠痈，湿热黄疸，热淋涩痛。

**【用量用法】**

10~15 克，煎服。外用：鲜品适量，捣敷或煎汤熏洗患处。

**【配伍应用】**

①乳痈肿痛：可单用本品浓煎内服，或以鲜品捣汁内服，渣敷患处，也可与全瓜蒌、牛蒡子、金银花等药同用。

②疔毒肿痛：常与野菊花、金银花、紫花地丁等药同用，如五味消毒饮（《医宗金鉴》）。

③肠痈腹痛：常与大黄、桃仁、牡丹皮等同用。

④咽喉肿痛：与玄参、板蓝根等配伍同用。

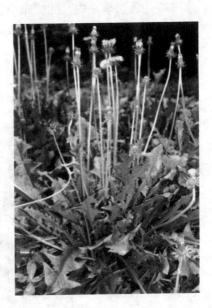

**【使用注意】**

用量过大可致缓泻。

# 紫花地丁

**【来源】**

为堇菜科植物紫花地丁的干燥全草。

**【植物特征】**

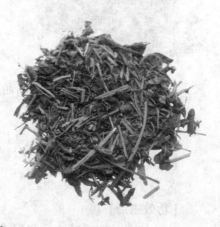

多年生草本，全株具短白毛、主根较粗。叶基生，狭叶披针形或卵状披针形，顶端圆或钝，稍下延于叶柄成翅状，边缘具浅圆齿，托叶膜质。花两侧对称，具长梗，卵状披针形，基部附器矩形或半圆形，顶端截形、圆形或有小齿。蒴果椭圆形，熟时3裂。

**【生境分布】**

生长于路旁、田埂和圃地中。主产于江苏、浙江及东北等地。

**【采收加工】**

春、秋二季采收，除去杂质，晒干。

**【性味归经】**

苦、辛，寒。归心、肝经。

**【功效主治】**

清热解毒，凉血消肿。用于疔疮肿毒，痈疽发背，丹毒，毒蛇咬伤。

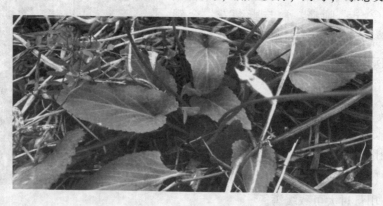

**【用量用法】**

15~30 克，煎服。外用：鲜品适量，捣烂敷患处。

**【配伍应用】**

①痈肿、疗疮、丹毒等：可单用鲜品捣汁内服，以渣外敷；也可配蒲公英、金银花、野菊花等药物，如五味消毒饮（《医宗金鉴》）。

②乳痈：与蒲公英同用，煎汤内服，并以渣外敷；或熬膏摊贴患处，均有良效。

③肠痈：与红藤、大黄、白花蛇舌草等同用。

**【使用注意】**

体质虚寒者忌服。

# 拳参

**【来源】**

为蓼科植物拳参的干燥根茎。

**【植物特征】**

多年生草本，高35~85厘米。根茎服厚，黑褐色。茎单一，无毛，具纵沟纹。生叶有长柄，叶片长圆披针形或披针形，长10~20厘米，宽2~5厘米，叶基圆钝或截形，延叶柄下延成窄翅，茎生叶互生，向上柄渐短至抱茎。托叶鞘筒状，膜质。总状花序成穗状圆柱形顶生。花小密集，淡红色或白色。瘦果椭圆形，棕褐色，有3棱，稍有光泽。根茎呈扁圆柱形，常弯曲成虾状。长1~1.5厘米，直径1~2.5厘米，两端圆钝或稍细。

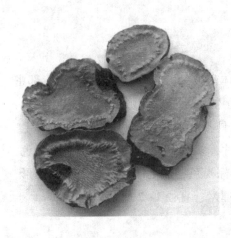

**【生境分布】**

生长于草丛、阴湿山坡或林间草甸中。主产于华北、西北、山东、江苏、湖北等地。

**【采收加工】**

春初发芽时或秋季茎叶将枯萎时采挖，除去泥沙，晒干，去须根。

**【性味归经】**

苦、涩，微寒。归肺、肝、大肠经。

**【功效主治】**

清热解毒，消肿，止血。用于赤痢热泻，肺热咳嗽，痈肿瘰疬，口舌生疮，血热吐衄，痔疮出血，毒蛇咬伤。

**【用量用法】**

5～10克，煎服。外用：适量。

**【配伍应用】**

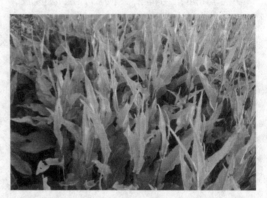

①疮痈肿痛、瘰疬、痔疮、水火烫伤、毒蛇咬伤等证：用本品捣烂敷于患处，或煎汤外洗；亦可配其他清热解毒药同用。

②热病高热神昏，惊痫抽搐以及破伤风等：多与钩藤、全蝎、僵蚕、牛黄等配伍。

**【使用注意】**

无实火热毒者不宜使用，阴证疮疡患者忌服。


## 漏芦


**【来源】**

为菊科植物祁州漏芦的干燥根。

**【植物特征】**

多年生草本，高30～80厘米，全体密被白色柔毛。主根粗大，上部密被残存叶柄。基生叶丛生；茎生叶互生。叶长椭圆形，长 10～20 厘米，羽状全裂至深裂，裂片矩圆形，边缘具不规则浅裂，两面密被白色茸毛。头状花序，总苞多列，具干膜质苞片，多列，花全为管状花，淡紫色，雄蕊5，聚药。瘦果卵形，有 4 棱，棕褐色，冠毛刚毛状。根呈圆锥形，多扭曲，长短不一，完整者长10～30厘米，直径 1～2 厘米。

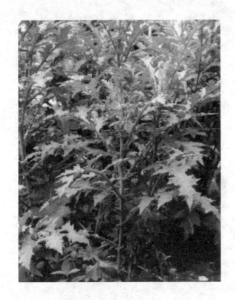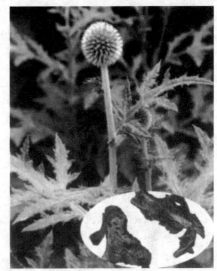

【生境分布】

生长于向阳的草地、路边、山坡。主产于河北、辽宁、山西等地。

【采收加工】

春、秋二季采挖，除去须根及泥沙，晒干。

【性味归经】

苦，寒。归胃经。

【功效主治】

清热解毒，消痈，下乳，舒筋通脉。用于乳痈肿痛，痈疽发背，瘰疬疮毒，乳汁不通，湿痹拘挛。

【用量用法】

5~9克，煎服。外用：研末调敷或煎水洗。

【配伍应用】

①乳痈肿痛：与瓜蒌、蛇蜕同用，如漏芦散（《和剂局方》）。

②热毒壅聚，痈肿疮毒：与大黄、连翘、紫花地丁等药同用，如漏芦汤（《千金方》）。

③湿疹湿疮、皮肤瘙痒等：与荆芥、当归、苦参、白鲜皮等浸酒蒸饮（《本草汇言》）。

【使用注意】

气虚、疮疡平塌者及孕妇忌服。

## 土茯苓

**【来源】**

为百合科植物光叶菝葜的干燥根茎。

**【植物特征】**

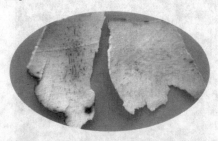

多年生常绿攀缘状灌木，茎
无刺。单叶互生，薄革质，长圆
形至椭圆状披针形，先端渐尖，
全缘，表面通常绿色，有时略有
白粉，有卷须。花单性异株，腋
生伞形花序；花被白色或黄绿色。浆果球形，红色，外被白粉。

**【生境分布】**

生长于林下或山坡。主产于广东、湖南、湖北、浙江、四川、安徽
等地。

**【采收加工】**

夏、秋二季采挖，除去须根，洗净，干燥；或趁鲜切成薄片，干燥。

**【性味归经】**

甘、淡，平。归肝、胃经。

**【功效主治】**

解毒，除湿，通利关节。用于梅毒及汞中毒所致的肢体拘挛，筋骨

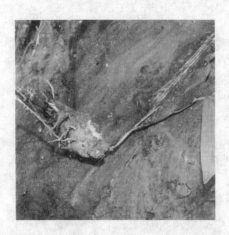

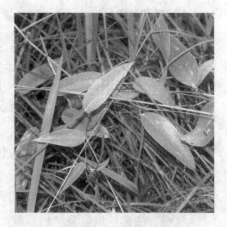

疼痛；湿热淋浊，带下，痈肿，瘰疬，疥癣。

【用量用法】

15～60克，煎服。外用：适量。

【配伍应用】

①杨梅毒疮，肢体拘挛：可单用本品水煎服，如土萆汤（《景岳全书》）；也可与金银花、威灵仙、白鲜皮、甘草同用。

②服汞剂中毒而致肢体拘挛：与防风、薏苡仁、木瓜等配伍应用，如搜风解毒汤（《本草纲目》）。

③阴痒带下：单用本品水煎服（《滇南本草》）。

【使用注意】

肝肾阴虚者慎服。服药时忌茶。


## 鱼腥草

【来源】

为三白草科植物蕺菜的干燥地上部分。

【植物特征】

多年生草本，高15～60厘米，具腥臭气；茎下部伏地，节上生根，上部直立，无毛或被疏毛。单叶互生，叶片心脏形，全缘，暗绿色，上面密生腺点，背面带紫色，叶柄长1～3厘米；托叶膜质条形，下部与叶柄合生成鞘状。穗状花序生于茎上端与叶对生；基部有白色花瓣状总苞片4枚；花小而密集，无花被。蒴果卵圆形，顶端开裂，种子多数。

【生境分布】

生长于沟边、溪边及潮湿的疏林下。主产于陕西、甘肃及长江流域以南各地。

【采收加工】

鲜品全年均可采割；干品夏季茎叶茂盛、花穗多时采割，除去杂质，晒干。

【性味归经】

辛，微寒。归肺经。

**【功效主治】**

清热解毒，消痈排脓，利尿通淋。用于肺痈吐脓，痰热喘咳，热痢，热淋，痈肿疮毒。

**【用量用法】**

15～25克，不宜久煎；鲜品用量加倍，水煎或捣汁服。外用：适量，捣敷或煎汤熏洗患处。

**【配伍应用】**

①痰热壅肺，胸痛，咳吐脓血：与桔梗、瓜蒌、芦根等药同用。

②肺热咳嗽，痰黄气急：常与贝母、黄芩、知母等药同用。

③热毒疮痈：与野菊花、金银花、蒲公英等同用；亦可单用鲜品捣烂外敷。

④小便淋沥涩痛：与车前草、海金沙、白茅根等药同用。

**【使用注意】**

本品含挥发油，不宜久煎。虚寒证及阴证疮疡忌服。

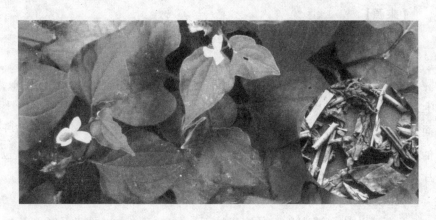

## 败酱草

**【来源】**

本品为败酱科多年生草本植物黄花败酱、白花败酱的干燥全草。

**【植物特征】**

黄花败酱：为多年生草木，高60～150厘米。地下茎细长，横走，有

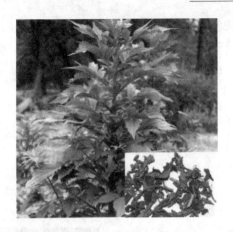

特殊臭气；茎枝被脱落性白粗毛。基生叶成丛，有长柄；茎生叶对生，叶片披针形或窄卵形，长5~15厘米，2~3对羽状深裂，中央裂片最大。椭圆形或卵形，两侧裂片窄椭圆形至条形，两面疏被粗毛或近无毛。聚伞圆锥花序伞房状；苞片小；花小，黄色，花萼不明显；花冠筒短，5裂；雄蕊4；子房下位，瘦果椭圆形，有3棱，无膜质翅状苞片。

白花败酱：与上种主要区别是茎具倒生白色长毛，叶不裂成3裂；花白色；直径4~5毫米。果实有膜质翅状苞片。

**【生境分布】**

生长于山坡草地、路旁。全国各地均有分布。

**【采收加工】**

秋季采收，洗净，阴干，切段。

**【性味归经】**

辛、苦，微寒。归胃、大肠、肝经。

**【功效主治】**

清热解毒，消痈排脓，祛瘀止痛。

**【用量用法】**

6~15克，煎服。外用：适量。

**【配伍应用】**

①肠痈初起，腹痛便秘、未化脓：与金银花、牡丹皮、蒲公英、桃仁等同用；若治肠痈脓已成，与附子、薏苡仁同用，如薏苡附子败酱散（《金匮要略》）。

②肺痈咳吐脓血者：与鱼腥草、桔梗、芦根等同用。

③痈肿疮毒（无论已溃未溃皆可）：与连翘、金银花等药配伍，并可以鲜品捣烂外敷，均效。

**【使用注意】**

脾胃虚弱，食少泄泻者忌服。

# 射干

**【来源】**

为鸢尾科植物射干的干燥根茎。

**【植物特征】**

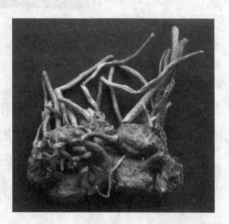

多年生草本，高50~120厘米，根茎横走，呈结节状。叶剑形，扁平，嵌迭状排成两列，叶长25~60厘米，宽2~4厘米。伞房花序，顶生，总花梗和小花梗基部具膜质苞片，花桔红色，散生暗色斑点，花被片6，雄蕊3枚，子房下位，柱头3浅裂。蒴果倒卵圆形，种子黑色。根茎呈不规则结节状，有分枝，长3~10厘米，直径1~2厘米。

**【生境分布】**

生长于林下或山坡。主产于湖北、河南、江苏、安徽等地。

**【采收加工】**

春初刚发芽或秋末茎叶枯萎时采挖，除去须根及泥沙，干燥。

**【性味归经】**

苦，寒。归肺经。

**【功效主治】**

清热解毒，消痰，利咽。用于热毒痰火郁结，咽喉肿痛，痰涎壅盛，咳嗽气喘。

**【用量用法】**

3~10克，煎服。

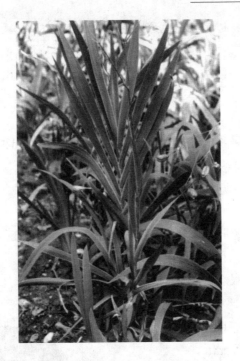

**【配伍应用】**

①热毒痰火郁结，咽喉肿痛：可单用，如射干汤（《圣济总录》）；或与甘草、升麻等同用。

②外感风热，咽痛音哑：与连翘、荆芥、牛蒡子同用。

③肺热咳喘，痰多而黄：与马兜铃、桑白皮、桔梗等药同用。

**【使用注意】**

本品苦寒，脾虚便溏者不宜使用。孕妇忌用或慎用。


## 木蝴蝶

**【来源】**

为紫葳科植物木蝴蝶的干燥成熟种子。

**【植物特征】**

乔木，高 7~12 米。树皮厚，有皮孔。叶对生，2~3 回羽状复叶，着生于茎的近顶端；小叶多数，卵形，全缘。总状花序顶生，长约 25 厘米。花大，紫红色，两性。花萼肉质，钟状。蒴果长披针形，扁平，木质。种子扁圆形，边缘具白色透明的膜质翅。

【生境分布】

生长于山坡、溪边、山谷及灌木丛中。主产于云南、广西、贵州等地。均为野生。

【采收加工】

秋、冬二季采收成熟果实，曝晒至果实开裂，取出种子，晒干。

【性味归经】

苦、甘，凉。归肺、肝、胃经。

【功效主治】

清肺利咽，疏肝和胃。用于肺热咳嗽，喉痹，音哑，肝胃气痛。

【用量用法】

1~3克，煎服。

【配伍应用】

①邪热伤阴，咽喉肿痛，声音嘶哑：多与麦冬、玄参等配伍。

②肺热咳嗽，或小儿百日咳：与桔梗、款冬花、桑白皮等配伍，如止咳糖浆（《现代实用中药》）。

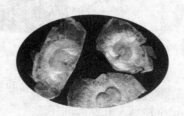

③肝气郁滞，肝胃气痛，脘腹、胁肋胀痛等：单用本品研末，酒调送服（《本草纲目拾遗》）。

【使用注意】

本品苦寒，脾胃虚弱者慎用。


## 白头翁

【来源】

为毛茛科植物白头翁的干燥根。

【植物特征】

多年生草本，高达50厘米，全株密被白色长柔毛。主根粗壮，圆锥形。叶基生，具长柄，叶3全裂，中央裂片具短柄，3深裂，侧生裂片较小，不等3裂，叶上面疏被伏毛，下面密被伏毛。花茎1~2厘米，高10

厘米以上，总苞由 3 小苞片组成，苞片掌状深裂。花单一，顶生，花被
6，紫色，2 轮，外密被长绵毛。雄蕊多数，雌蕊多数，离生心皮，花柱
丝状，果期延长，密被白色长毛。瘦果多数，密集成头状，宿存花柱羽
毛状。

**【生境分布】**

生长于平原或低山山坡草地、林缘或干旱多岩石的坡地。主产于河
南、陕西、甘肃、山东、江苏、安徽、湖北、四川等地。

**【采收加工】**

春、秋二季采挖，除去泥沙，干燥。

**【性味归经】**

苦，寒。归胃、大肠经。

**【功效主治】**

清热解毒，凉血止痢。用于热毒血痢，阴痒带下。

**【用量用法】**

9~15 克，煎服。鲜品 15~30 克，外用：适量。

**【配伍应用】**

①热痢腹痛，里急后重，下痢脓血：可单用；或配伍黄柏、黄连、
秦皮同用，如白头翁汤（《伤寒论》）。

②赤痢下血，日久不愈，腹内冷痛：以本品与干姜、阿胶、赤石脂
等药同用，如白头翁汤（《千金方》）。

③疖腮、瘰疬、疮痈肿痛等证：与连翘、蒲公英等药同用。

**【使用注意】**

虚寒泻痢者忌服。

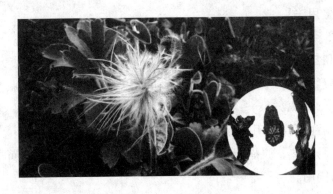

# 马齿苋

**【来源】**

为马齿苋科一年生肉质草本植物马齿苋的干燥地上部分。

**【植物特征】**

一年生草本，长可达 35 厘米。茎下部匍匐，四散分枝，上部略能直立或斜上，肥厚多汁，绿色或淡紫色，全体光滑无毛。单叶互生或近对生；叶片肉质肥厚，长方形或匙形，或倒卵形，先端圆，稍凹下或平截，基部宽楔形，形似马齿，故名"马齿苋"。夏日开黄色小花。蒴果圆锥形，自腰部横裂为帽盖状，内有多数黑色扁圆形细小种子。

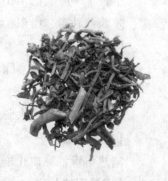

**【生境分布】**

生长于田野、荒芜地及路旁。我国大部地区都有分布。

**【采收加工】**

夏、秋二季采收。除去残根及杂质，洗净，略蒸或烫后晒干。

**【性味归经】**

酸，寒。归肝、大肠经。

**【功效主治】**

清热解毒，凉血止血，止痢。用于热毒血痢，痈肿疔疮，湿疹，丹毒，蛇虫咬伤，便血，痔血，崩漏下血。

**【用量用法】**

9~15 克，煎服。鲜品 30~60 克，外用：适量，捣敷患处。

**【配伍应用】**

①热毒血痢：单用水煎服即效；亦常与粳米煮粥，空腹服食，如马齿苋粥（《圣惠方》）。

②产后血痢：单用鲜品捣汁入蜜调服（《经效产宝》）。

③大肠湿热，腹痛泄泻，或下利脓血，里急后重者：与黄连、黄芩等药配伍同用。

**【使用注意】**

脾胃虚寒、肠滑作泄者忌服。

# 翻白草

**【来源】**

为蔷薇科植物翻白草的带根全草。

**【植物特征】**

多年生草本，高 15～30 厘米。
根多分枝，下端肥厚呈纺锤状。茎
上升向外倾斜，多分枝，表面具白
色卷绒毛。基生叶丛生，单数羽状
复叶，小叶 3～5；茎生叶小，为 3
出复叶，顶端叶近无柄，小叶长椭
圆形或狭长椭圆形，长 2～6 厘米，

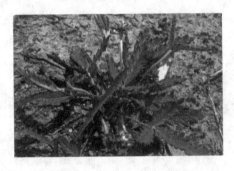

宽 0.7～2 厘米，先端锐尖，基部楔形，边缘具锯齿，上面稍有柔毛，下
面密被白色绵毛；托叶披针形或卵形，亦被白绵毛。花黄色，聚伞状排
列；萼绿色，宿存，5 裂，裂片卵状三角形，副萼线形，内面光滑，外面
均被白色绵毛；花瓣 5，倒心形，凹头；雄蕊和雌蕊多数，子房卵形而
扁，花柱侧生，乳白色，柱头小，淡紫色。瘦果卵形，淡黄色，光滑，
脐部稍有薄翅突起。花期 5～8 月，果期 8～10 月。

**【生境分布】**

生长于丘陵山地、路旁和畦埂上。全国各地均产，主产于河北、安
徽等地。

**【采收加工】**

夏、秋二季开花前连根挖取，除净泥土，切段晒干生用。

**【性味归经】**

甘，微苦，平。归肝、脾、大肠经。

**【功效主治】**

清热解毒，止痢，止血。用于湿热泻痢，痈肿疮毒，血热吐衄，便
血，崩漏。

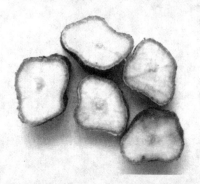

【用量用法】

9～15 克，煎服。鲜品 30～60 克，外用：适量，捣敷患处。

【配伍应用】

①赤白痢疾：单用翻白草鲜品 30~60 克浓煎，每日分 3 次内服。

②疔毒初起：单用翻白草酒煎服（《本草纲目》）。

③臁疮溃烂：以翻白草煎汤熏洗（《保寿堂经验方》）。

④疳腮等：可将翻白草子根用烧酒磨汁外涂患处。

【使用注意】

阳虚有寒、脾胃虚寒等少用。

# 白蔹

【来源】

为葡萄科植物白蔹的干燥块根。

【植物特征】

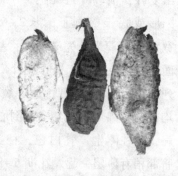

木质藤本，茎多分枝，带淡紫色，散生点状皮孔，卷须与叶对生。掌状复叶互生，一部分羽状分裂，一部分羽状缺刻，边缘疏生粗锯齿，叶轴有宽翅，裂片基部有关节，两面无毛。聚伞花序与叶对生，序梗细长而缠绕，花淡黄色，花盘杯状，边缘稍分裂。浆果球形或肾形，熟时蓝色或白色，有针孔状凹点。

【生境分布】

生长于荒山的灌木丛中。主产于华东、华北及中南各地，广东、广西也有生产。多为野生。

【采收加工】

春、秋二季采挖，除去泥沙及细根，切成纵瓣或斜片，晒干。

【性味归经】

苦，微寒。归心、胃经。

【功效主治】

清热解毒，消痈散结，敛疮生肌。用于痈疽发背，疔疮，瘰疬，水火烫伤。

【用量用法】

5~10 克，外用：适量，煎汤洗或研成极细粉敷患处。

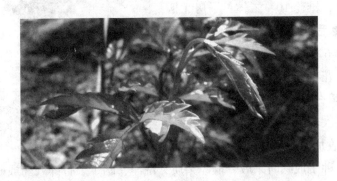

【配伍应用】

①热毒壅聚、痈疮初起、红肿硬痛者：可单用，为末，水调涂敷患处；或与连翘、金银花、蒲公英等同煎内服。

②疮痈脓成不溃者：与苦参、皂角、天南星等制成膏药外贴。

③水火烫伤：可单用本品研末外敷（《备急方》）；亦可与地榆等份为末外用。

【使用注意】

脾胃虚寒者不宜服。反乌头。

# 绿豆

【来源】

为豆科植物绿豆的干燥种子。

【植物特征】

一年生直立或顶端微缠绕草本。高约 60 厘米，被短褐色硬毛。3 出复叶，互生；叶柄长 9~12 厘米；小叶 3，叶片阔卵形至菱状卵形，侧生小叶偏斜，长 6~10 厘米，宽 2.5~7.5 厘米，先端渐尖，基部圆形、楔形或截形，两面疏被长硬毛；托叶阔卵形，小托叶线形。总状花序腋生，总花梗短于叶柄或近等长；苞片卵形或卵状长椭圆形，有长硬毛；花绿黄色；萼斜钟状，萼齿4，最下面1齿最长，近无毛；旗瓣肾形，翼瓣有渐窄的爪，龙骨瓣的爪截形，其中一片龙骨瓣有角；雄蕊10，二体；子房无柄，密被长硬毛。荚果圆柱形，长6~8厘米，宽约6毫米，成熟时黑色，被疏褐色长硬毛。种子绿色或暗绿色，长圆形。花期6~7月，果期8月。

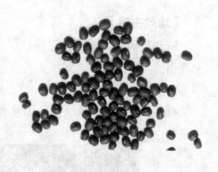

**【生境分布】**

全国大部分地区均有栽培。

**【采收加工】**

秋后种子成熟时采收，簸净杂质，洗净，晒干。打碎入药或研粉用。

**【性味归经】**

甘，寒。归心、胃经。

**【功效主治】**

清热解毒，消暑，利水。

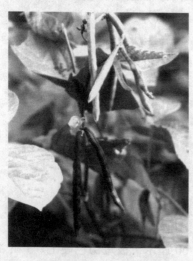

**【用量用法】**

15~30克，煎服。外用：适量。

**【配伍应用】**

①热毒疮痈肿痛：单用煎服有效；或生研加冷开水浸泡滤汁服。

②解毒消肿：以本品与大黄为末加薄荷汁、蜂蜜调敷患处（《普济方》）。

③预防痘疮及麻疹：与赤小豆、甘草、黑豆同用，如三豆饮（《世医得效方》）。

④小便不通，淋沥不畅，水肿等：以本品与冬麻子、陈皮同用（《圣惠方》）。

**【使用注意】**

脾胃虚寒、肠滑泄泻者忌用。

# 清热凉血药

## 生地黄

**【来源】**

为玄参科植物地黄的新鲜或干燥块根。

**【植物特征】**

多年生草本，高25~40厘米，全株密被长柔毛及腺毛。块根肥厚。叶多基生，倒卵形或长椭圆形，基部渐狭下延成长叶柄，边缘有不整齐的钝锯齿。茎生叶小。总状花序，花微下垂，花萼钟状，花冠筒状，微弯曲，二唇形，外紫红色，内黄色有紫斑，蒴果卵圆形，种子多数。

**【生境分布】**

生长于山坡、田埂、路旁。主产于河南、辽宁、河北、山东、浙江等地。

**【采收加工】**

秋季采挖，除去芦头、须根及泥沙，鲜用或将地黄缓缓烘焙至约八成干。前者习称"鲜地黄"，后者习称"生地黄"。

**【性味归经】**

鲜地黄：甘、苦、寒。归心、肝、肾经。

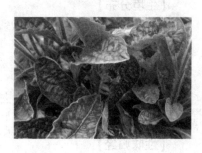

生地黄：甘、寒。归心、肝、肾经。

**【功效主治】**

鲜地黄：清热生津，凉血，止血。用于热病伤阴，舌绛烦渴，温毒发斑，吐血，衄血，咽喉肿痛。

生地黄：清热凉血，养阴生津。用于热入营血，温毒发斑，吐血衄血，热病伤阴，舌绛烦渴，津伤便秘，阴虚发热，骨蒸劳热，内热消渴。

**【用量用法】**

鲜地黄12~30克，煎服。生地黄10~15克。

**【配伍应用】**

①温热病热入营血，壮热烦渴、神昏舌绛者：多配连翘、玄参、丹参等药用，如清营汤（《温病条辨》）。

②血热吐衄：常与大黄同用，如大黄散（《伤寒总病论》）。

③血热便血、尿血：常与地榆同用，如两地丹（《石室秘录》）。

④血热崩漏或产后下血不止、心神烦乱：可配益母草用，如地黄酒（《圣惠方》）。

**【使用注意】**

脾虚湿滞、腹满便溏者不宜使用。

## 玄参

**【来源】**

为玄参科植物玄参的干燥根。

**【植物特征】**

多年生草本，根肥大。茎直立，四棱形，光滑或有腺状毛。茎下部叶对生，近茎顶互生，叶片卵形或卵状长圆形，边缘有细锯齿，下面疏生细毛。聚伞花序顶生，开展成圆锥状，花冠暗紫色，5裂，上面2裂片较长而大，侧面2裂片次之，最下1片裂片最小，蒴果卵圆形，萼宿存。

**【生境分布】**

生长于溪边、山坡林下及草丛中。主产于浙江、湖北、江苏、江西、四川等地。

**【采收加工】**

冬季茎叶枯萎时采挖，除去根茎、幼芽、须根及泥沙，晒或烘至半干，堆放3~6日，反复数次至干燥。

**【性味归经】**

甘、苦、咸，微寒。归肺、胃、肾经。

**【功效主治】**

清热凉血，滋阴降火，解毒散结。用于热入营血，温毒发斑，热病伤阴，舌绛烦渴，津伤便秘，骨蒸劳嗽，目赤，咽痛，白喉，瘰疬，痈肿疮毒。

**【用量用法】**

9~15克，煎服。

**【配伍应用】**

①温病热入营分，身热夜甚、心烦口渴、舌绛脉数者：配丹参、生地黄、连翘等药用，如清营汤（《温病条辨》）。

②温病邪陷心包，神昏谵语：配麦冬、连翘心、竹叶卷心等药用，如清营汤（《温病条辨》）。

③温热病，气血两燔，发斑发疹：配知母、石膏等药用，如化斑汤（《温病条辨》）。

**【使用注意】**

脾胃虚寒、食少便溏者不宜服用。反藜芦。

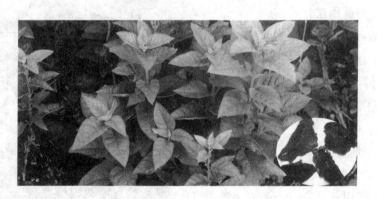

## 牡丹皮

**【来源】**

为毛茛科植物牡丹的干燥根皮。

**【植物特征】**

落叶小灌木，高1~2米，主根粗长。叶为2回3出复叶，小叶卵形或广卵形，顶生小叶片通常3裂。花大型，单生枝顶；萼片5；花瓣5至多数，白色、红色或浅紫色；雄蕊多数；心皮3~5枚，离生。聚合果，表面密被黄褐色短毛。根皮呈圆筒状或槽状，外表灰棕色或紫褐色，有横长皮孔及支根痕。去栓皮的外表粉红色，内表面深棕色，并有多数光亮细小结晶（牡丹酚）附着。质硬脆，易折断。

**【生境分布】**

生长在向阳、不积水的斜坡、沙质地。全国各地多有分布。

**【采收加工】**

秋季采挖根部，除去细根和泥沙，剥取根皮，晒干。

**【性味归经】**

苦、辛，微寒。归心、肝、肾经。

**【功效主治】**

清热凉血，活血化瘀。用于热入营血，温毒发斑，吐血衄血，夜热早凉，无汗骨蒸，经闭痛经，痈肿疮毒，跌仆伤痛。

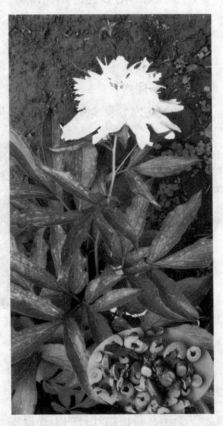

**【用量用法】**

6～12克，煎服。清热凉血宜生用，活血祛瘀宜酒炙用。

**【配伍应用】**

①温病热入营血，迫血妄行所致发斑、吐血、衄血：配水牛角、赤芍、生地黄等药。

②温毒发斑：配栀子、黄芩、大黄等药用，如牡丹汤（《圣济总录》）。

③血热吐衄：配大蓟、生地黄、茜草根等药用，如十灰散（《十药神书》）。

④跌打伤痛：与红花、没药、乳香等配伍，如牡丹皮散（《证治准绳》）。

**【使用注意】**

血虚有寒、月经过多及孕妇不宜用。

# 赤芍

**【来源】**

为毛茛科植物赤芍的干燥根。

**【植物特征】**

川赤芍为多年生草本。茎直立。茎下部叶为 2 回 3 出复叶，小叶通常 2 回深裂，小裂片宽 0.5～1.8 厘米。花 2～4 朵生茎顶端和其下的叶腋；花瓣 6～9，紫红色或粉红色；雄蕊多数；心皮 2～5。果密被黄色绒毛。根为圆柱形，稍弯曲。表面暗褐色或暗棕色，粗糙，有横向突起的皮孔，手搓则外皮易破而脱落（俗称糟皮）。

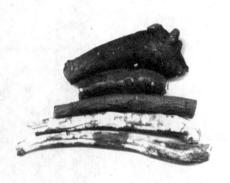

**【生境分布】**

生长于山坡林下草丛中及路旁。主产于内蒙古、辽宁、吉林、甘肃、青海、新疆、河北、安徽、陕西、山西、四川、贵州等地。

**【采收加工】**

春、秋二季采挖，除去根茎、须根及泥沙，晒干。

**【性味归经】**

苦，微寒。归肝经。

**【功效主治】**

清热凉血，散瘀止痛。用于热入营血，温毒发斑，吐血衄血，目赤肿痛，肝郁胁痛，经闭痛经，癥瘕腹痛，跌仆损伤，痈肿疮疡。

**【用量用法】**

6～12 克，煎服。

**【配伍应用】**

①温毒发斑：配水牛角、生地黄、牡丹皮等药用。

②血热吐衄：配大黄、生地黄、白茅根等药用。

③肝经风热、目赤肿痛、羞明多眵：配薄荷、荆芥、黄芩等药用，

如芍药清肝散（《原机启微》）。

④跌打损伤，瘀肿疼痛：配虎杖用，如虎杖散（《圣济总录》）；或配桃仁、当归、红花等药用。

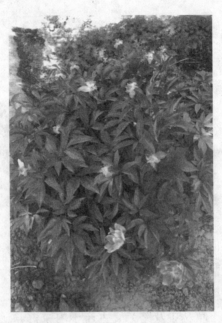

**【使用注意】**

血寒经闭不宜用。反藜芦。

# 清虚热药

## 青蒿

**【来源】**

为菊科植物黄花蒿的干燥地上部分。

**【植物特征】**

一年生草木，茎直立，多分枝。叶对生，基生及茎下部的叶花期枯萎，上部叶逐渐变小，呈线形，叶片通常 3 回羽状深裂，上面无毛或微被稀疏细毛，下面被细柔毛及丁字毛，基部略扩大而抱茎。头状花序小，球形，极多，排列成大的圆锥花序，总苞球形，苞片 2~3 层，无毛，小花均为管状、黄色，边缘小花雌性，中央为两性花，瘦果椭圆形。

**【生境分布】**

生长于林缘、山坡、荒地。产于全国各地。

**【采收加工】**

秋季花盛开时采割，除去老茎，阴干。

**【性味归经】**

苦、辛，寒。归肝、胆经。

**【功效主治】**

清虚热，除骨蒸，解暑热，截疟，退黄。用于温邪伤阴，夜热早凉，阴虚发热，骨蒸劳热，暑邪发热，疟疾寒热，湿热黄疸。

**【用量用法】**

6~12 克，煎服，后下，不宜久煎；或鲜用绞汁服。

**【配伍应用】**

①温病后期，余热未清，邪伏阴分，伤阴劫液，夜热早凉，热退无汗，或热病后低热不退等：

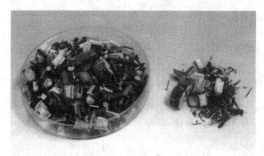

与鳖甲、丹皮、知母、生地黄等同用，如青蒿鳖甲汤（《温病条辨》）。

②阴虚发热，骨蒸劳热，潮热盗汗，五心烦热，舌红少苔者：与胡黄连、银柴胡、鳖甲、知母等同用，如清骨散（《证治准绳》）。

③外感暑热，头昏头痛，发热口渴等症：与连翘、西瓜翠衣、滑石等同用，如清凉涤暑汤（《时病论》）。

**【使用注意】**

脾胃虚弱、肠滑泄泻者忌服。

# 白薇

**【来源】**

本品为萝科植物白薇或蔓生白薇的干燥根及根茎。

**【植物特征】**

白薇：多年生草本，高 50 厘米。茎直立，常单一，被短柔毛，有白色乳汁。叶对生，宽卵形或卵状长圆形，长 5~10 厘米，宽 3~7 厘米。两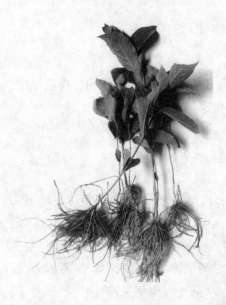面被白色短柔毛。伞状聚伞花序，腋生，花深紫色，直径 1~1.5 厘米，花冠 5 深裂，副花冠裂片 5，与蕊柱几等长。雄蕊 5，花粉块每室 1 个，下垂。果单生，先端尖，基部钝形。种子多数，有狭翼，有白色绢毛。

蔓生白薇：半灌木状，茎下部直立，上部蔓生，全株被绒毛，花被小，直径约 1 毫米，初开为黄色，后渐变为黑紫色，副花冠小，较蕊柱短。白薇根茎呈类圆柱形，有结节，长 1.5~5 厘米，直径 0.5~1.2厘米。上面可见数个圆形凹陷的茎痕，直径 2~8 毫米，有时尚可见茎基，直径在 5 毫米以上，下面及两侧簇生多数细长的根似马尾状。根呈圆柱形，略弯曲，长 5~20 厘米，直径 1~2 毫米；表面黄棕色至棕色，平滑或具细皱纹。质脆，易折断，折断面平坦，皮部黄白色或淡色，中央，木部小，黄色。气微、味微苦。蔓生白薇根茎较细，长 2~6 厘米，直径 4~8 毫米。残存的茎基也较细，直径在 5 毫米以下。根多弯曲。

**【生境分布】**

生长于树林边缘或山坡。主产于山东、安徽、辽宁、四川、江苏、浙江、福建、甘肃、河北、陕西等地。

**【采收加工】**

春、秋二季采挖，洗净，干燥。

**【性味归经】**

苦、咸，寒。归胃、肝、肾经。

**【功效主治】**

清热凉血，利尿通淋，解毒疗疮。用于温邪伤营发热，阴虚发热，骨蒸劳热，产后血虚发热，热淋，血淋，痈疽肿毒。

**【用量用法】**

5~10克，煎服。

**【配伍应用】**

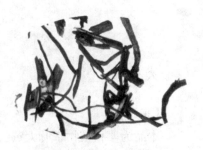

①热病后期，余邪未尽，夜热早凉，或阴虚发热，骨蒸潮热：与知母、地骨皮、青蒿等同用。

②产后血虚发热，低热不退及昏厥等症：与当归、甘草、人参同用，如白薇汤（《全生指迷方》）。

③温邪入营，高热烦渴，神昏舌绛等：与玄参、生地黄等同用。

④膀胱湿热，血淋涩痛：与滑石、木通及石韦等同用。

**【使用注意】**

脾胃虚寒、食少便溏者不宜服用。

# 第三章　泻下药

## 攻下药

### 大黄

**【来源】**

本品为蓼科植物掌叶大黄、唐古特大黄或药用大黄的干燥根及根茎。

**【植物特征】**

掌叶大黄：多年生高大草木。叶多根生，根生具长柄，叶片广卵形，3~5深裂至叶片1/2处。茎生叶较小，互生。花小紫红色，圆锥花序簇生。瘦果三角形有翅。

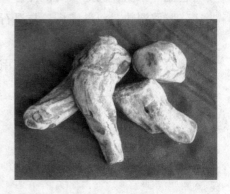

唐古特大黄：与上种相似，不同处：叶片分裂极深，裂片成细长羽状。花序分枝紧密。常向上贴于茎。

药用大黄：叶片浅裂达1/4处。花较大，黄色。

**【生境分布】**

生长于山地林缘半阴湿的地方。主产于四川、甘肃、青海、西藏等地。

**【采收加工】**

秋末茎叶枯萎或次春发芽前采挖，除去细根，刮去外皮，切瓣或段，绳穿成串干燥或直接干燥。

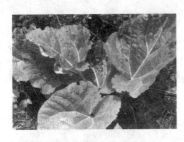

【性味归经】

苦，寒。归脾、胃、大肠、肝、心包经。

【功效主治】

泻下攻积，清热泻火，凉血解毒，逐瘀通经，利湿退黄。用于实热积滞便秘，血热吐衄，目赤咽肿，痈肿疔疮，肠痈腹痛，瘀血经闭，产后瘀阻，跌打损伤，湿热痢疾，黄疸尿赤，淋证，水肿；外治水火烫伤。酒大黄善清上焦血分热毒，用于目赤咽肿，齿龈肿痛。熟大黄泻下力缓，泻火解毒，用于火毒疮疡。大黄炭凉血化瘀止血，用于血热有瘀出血症。

【用量用法】

3~15克，用于泻下，不宜久煎。外用：适量，研末调敷患处。

【配伍应用】

①热结津伤者：配生地黄、麦冬、玄参等，方如增液承气汤（《温病条辨》）。

②脾阳不足，冷积便秘：与干姜、附子等配伍，如温脾汤（《备急千金要方》）。

③血热妄行之吐血、衄血、咯血：与黄芩、黄连同用，如泻心汤（《金匮要略》）。

④烧烫伤：可单用粉；或配地榆粉，用麻油调敷患处。

【使用注意】

本品为峻烈攻下之品，易伤正气，如非实证，不宜妄用；本品苦寒，易伤胃气，脾胃虚弱者慎用；其性沉降，且善活血祛瘀，故妇女怀孕、月经期、哺乳期应忌用。


# 番泻叶

【来源】

为豆科植物狭叶番泻或尖叶番泻的干燥小叶。

【植物特征】

狭叶番泻：矮小灌木，高约1米。叶互生，偶数羽状复叶，小叶4~8

对。总状花序，花黄色。荚果扁平长方形，长 4~6 厘米，宽 1~1.7 厘米，含种子 6~7 枚。

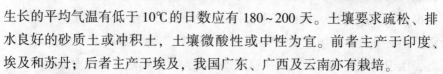

尖叶番泻：与上不同点为小叶基部不对称。荚果宽 2~2.5 厘米，含种子 8 枚。

**【生境分布】**

野生或栽培，原产于干热地带。适宜生长的平均气温有低于 10℃的日数应有 180~200 天。土壤要求疏松、排水良好的砂质土或冲积土，土壤微酸性或中性为宜。前者主产于印度、埃及和苏丹；后者主产于埃及，我国广东、广西及云南亦有栽培。

**【采收加工】**

通常于 9 月采收，晒干，生用。

**【性味归经】**

甘、苦，寒。归大肠经。

**【功效主治】**

泻热行滞，通便，利水。用于热结积滞，便秘腹痛，水肿胀满。

**【用量用法】**

2~6 克，入煎剂宜后下，或开水泡服。

**【配伍应用】**

①热结便秘（亦可用于习惯性便秘及老年便秘）：大多单味泡服，小剂量可起缓泻作用，大剂量则可攻下。

②热结便秘，腹满胀痛者：与厚朴、枳实配伍，以增强泻下导滞作用。

③腹水肿胀：单味泡服；或与大腹皮、牵牛子同用。

**【使用注意】**

妇女哺乳期、月经期及孕妇忌用。

# 芦荟

**【来源】**

为百合科植物库拉索芦荟的汁液经浓缩的干燥物，习称"老芦荟"。

**【植物特征】**

多年生草本。茎极短。叶簇生于茎顶，直立或近于直立，肥厚多汁；呈狭披针形，长15~36厘米，宽2~6厘米，先端长渐尖，基部宽阔，粉绿色，边缘有刺状小齿。花茎单生或稍分枝，高60~90厘米；总状花序疏散；花点垂，长约2.5厘米，黄色或有赤色斑点；花被管状，6裂，裂片稍外弯；雄蕊6，花药丁字着生；雌蕊1，3室，每室有多数胚珠。蒴果，三角形，室背开裂。花期2~3月。

**【生境分布】**

生长于排水性能良好、不易板结的疏松土质中。福建、台湾、广东、广西、四川、云南等地有栽培。

**【采收加工】**

将采收的鲜叶片切口向下直放于盛器中，取其流出的液汁使之干燥即成；也可将叶片洗净，横切成片，加入与叶同等量的水，煎煮2~3小时，过滤，将过滤液倒入模型内烘干或曝晒干，即得芦荟膏。

**【性味归经】**

苦，寒。归肝、胃、大肠经。

**【功效主治】**

泻下通便，清肝泻火，杀虫疗疳。用于热结便秘，惊痫抽搐，小儿疳积；外治湿癣。

**【用量用法】**

2~5克，宜入丸、散。外用：适量，研末敷患处。

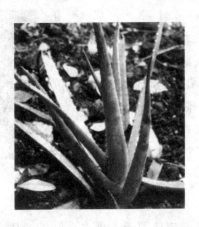

**【配伍应用】**

①热结便秘，兼见心、肝火旺，烦躁失眠之证：与朱砂同用，如更衣丸（《本草经疏》）。

②肝经火盛的便秘溲赤、头晕头痛、烦躁易怒、惊痫抽搐等证：与龙胆、青黛、栀子等同用，如当归芦荟丸（《医学六书》）。

③虫积腹痛、面色萎黄、形瘦体弱的小儿疳积证：以芦荟与使君子等份为末，米饮调服；或配白术、人参等同用，如肥儿丸（《医宗金鉴》）。

**【使用注意】**

脾胃虚弱、食少便溏及孕妇忌用。

# 润下药

## 火麻仁

**【来源】**

为桑科植物大麻的干燥成熟果实。

**【植物特征】**

一年生直立草本，高 1~3 米。掌状叶互生或下部对生，全裂，裂片 3~11 枚，披针形至条状披针形，下面密被灰白色毡毛。花单性，雌雄异株；雄花序为疏散的圆锥花序，黄绿色，花被片 5；雌花簇生于叶腋，绿色，每朵花外面有一卵形苞片。瘦果卵圆形，质硬，灰褐色，有细网状纹，为宿存的黄褐色苞片所包裹。

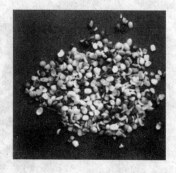

**【生境分布】**

生长于土层深厚、疏松肥沃、排水良好的沙质土壤或黏质土壤里。

主产于东北、华北、华东、中南等地。

**【采收加工】**

秋季果实成熟时采收，除去杂质，晒干。

**【性味归经】**

甘，平。归脾、胃、大肠经。

**【功效主治】**

润肠通便。用于血虚津亏，肠燥便秘。

**【用量用法】**

10~15克，煎服。打碎入煎。

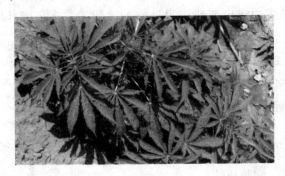

**【配伍应用】**

①老人、产妇及体弱津血不足的肠燥便秘证：单用有效，如《肘后方》用本品研碎，以米杂之煮粥服。

②肠燥便秘：临床亦常与杏仁、苏子、瓜蒌仁、郁李仁等同用；或与厚朴、大黄等配伍，以加强通便作用，如麻子仁丸（《伤寒论》）。

**【使用注意】**

火麻仁大量食入，可引起中毒。


# 松子仁

**【来源】**

为松科植物红松的种仁。

**【植物特征】**

常绿针叶乔木。幼树树皮灰红褐色，皮沟不深，近平滑，鳞状开裂，

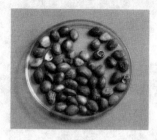

内皮浅驼色，裂缝呈红褐色，大树树干上部常分杈。心边材区分明显。边材浅驼色带黄白，常见青皮；心材黄褐色微带肉红，故有红松之称。枝近平展，树冠圆锥形，冬芽淡红褐色，圆柱状卵形。针叶 5 针一束，长 6～12 厘米，粗硬，树脂道 3 个，叶鞘早落，球果圆锥状卵形，长 9～14 厘米，径 6～8 厘米，种子大，倒卵状三角形。花期 6 月，球果翌年 9～10 月成熟。

**【生境分布】**

生长于湿润的缓山坡或排水良好的平坦地，多与阔叶树成混交林。主产于东北。

**【采收加工】**

果实成熟后采收，晒干，去硬壳取出种子。

**【性味归经】**

甘，温。归肺、肝、大肠经。

**【功效主治】**

润肠通便，润肺止咳。

**【用量用法】**

5～10 克，煎服，或入膏、丸。

**【配伍应用】**

①肠燥便秘：可以本品配柏子仁、火麻仁等份同研，溶白醋为丸，黄芪汤送服（《本草衍义》）。

②肺燥咳嗽：与胡桃仁共捣成膏状，加熟蜜，饭后米汤送服（《玄感传尸方》）。

**【使用注意】**

脾虚便溏、湿痰者禁用。

# 峻下逐水药

## 商陆

**【来源】**

本品为商陆科植物商陆或垂序商陆的干燥根。

**【植物特征】**

多年生草本，全株光滑无毛。根粗壮，圆锥形，肉质，外皮淡黄色，有横长皮孔，侧根甚多。茎绿色或紫红色，多分枝。单叶互生，具柄，柄的基部稍扁宽；叶片卵状椭圆形或椭圆形，先端急尖或渐尖，基部渐狭，全缘。总状花序生于枝端或侧生于茎上，花序直立；花初为白色后渐变为淡红色。浆果扁圆状，有宿萼，熟时呈深红紫色或黑色。种子肾形，黑色。

**【生境分布】**

生长于路旁疏林下或栽培于庭园。分布于全国大部分地区。

**【采收加工】**

秋季至次春采挖，除去须根及泥沙，切成块或片，晒干或阴干。

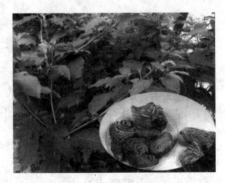

**【性味归经】**

苦，寒；有毒。归肺、脾、肾、大肠经。

**【功效主治】**

逐水消肿，通利二便；外用解毒散结。用于水肿胀满，二便不利；外治痈肿疮毒。

**【用量用法】**

3~9克，外用：适量，煎汤熏洗。

**【配伍应用】**

①水肿臌胀，大便秘结，小便不利的水湿肿满实证：单用有效；或与赤小豆、鲤鱼煮食，或与茯苓皮、泽泻等利水药同用，如疏凿饮子（《济生方》）；亦可将本品捣烂，入麝香少许，贴于脐上，以利水消肿。

②疮疡肿毒，痈肿初起者：可用鲜商陆根，酌加食盐，捣烂外敷。

**【使用注意】**

孕妇忌用。

# 牵牛子

**【来源】**

本品为旋花科植物裂叶牵牛或圆叶牵牛的干燥成熟种子。

**【植物特征】**

裂叶牵牛：一年生缠绕性草质藤本。全株密被粗硬毛。叶互生，近卵状心形，叶片3裂，具长柄。花序有花1~3朵，总花梗稍短于叶柄，腋生；萼片5，狭披针形，中上部细长而尖，基部扩大，被硬毛；花冠漏斗状，白色、蓝紫色或紫红色，顶端5浅裂。蒴果球形，3室，每室含2枚种子。

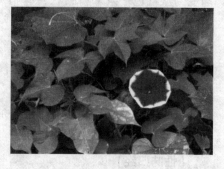

圆叶牵牛：与上种区别为茎叶被密毛；叶阔心形，常不裂，总花梗比叶柄长。萼片卵状披针形，先端短尖。种子呈三棱状卵形，似橘瓣状。长约4~8毫米，表面黑灰色（黑丑）或淡黄白色（白丑），背面正中有纵直凹沟，两侧凸起部凹凸不平，腹面棱线下端有类圆形浅色的种脐。

**【生境分布】**

生长于山野灌木丛中、村边、路旁；多栽培。全国各地均有分布。

**【采收加工】**

秋末果实成熟、果壳未开裂时采割植株，晒干，打下种子，除去杂质。

**【性味归经】**

苦，寒；有毒。归肺、肾、大肠经。

**【功效主治】**

泻水通便，消痰涤饮，杀虫攻积。用于水肿胀满，二便不通，痰饮积聚，气逆喘咳，虫积腹痛。

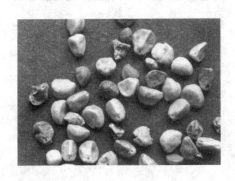

**【用量用法】**

3~6克，煎服，或入丸、散服，每次1.5~3克，本品炒用药性减缓。

**【配伍应用】**

①水肿臌胀，二便不利者：可单用研末服（《千金方》）；或与茴香为末，姜汁调服（《儒门事亲》）；病情较重者，可与京大戟、甘遂等同用，以增强泻水逐饮之力，如舟车丸（《景岳全书》）。

②肺气壅滞，痰饮咳喘，面目浮肿者：与槟榔、大黄为末服，如牛黄夺命散（《保婴集》）。

③蛔虫、绦虫及虫积腹痛者：与使君子、槟榔同用，研末送服，以增强去积杀虫之功。

**【使用注意】**

孕妇忌用。不宜与巴豆、巴豆霜同用。

# 第四章　祛风湿药

## 祛风寒湿药

### 独活

**【来源】**

为伞形科植物重齿毛当归的干燥根。

**【植物特征】**

重齿毛当归为多年生草本，高 60~100 厘米，根粗大。茎直立，带紫色。基生叶和茎下部叶的叶柄细长，基部成鞘状；叶为2~3回 3 出羽状复叶，小叶片 3 裂，最终裂片长圆形，两面均被短柔毛，边缘有不整齐重锯齿；茎上部叶退化成膨大的叶鞘。复伞形花序顶生或侧生，密被黄色短柔毛，伞幅 10~25，极少达 45，不等长；小伞形花序具花 15~30 朵；小总苞片 5~8；花瓣 5，白色，雄蕊 5，子房下位。双悬果背部扁平，长圆形，侧棱翅状，分果槽棱间有油管 1~4 个，合生面有 4~5 个。

**【生境分布】**

生长于山谷沟边或草丛中，有栽培。主产于湖北、四川等地。

**【采收加工】**

春初苗刚发芽或秋末茎叶枯萎时采挖，除去须根及泥沙，烘至半干，堆置 2~3 日，发软后再烘至全干。

**【性味归经】**

辛、苦，微温。归肾、膀胱经。

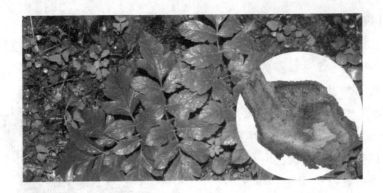

**【功效主治】**

祛风除湿，通痹止痛。用于风寒湿痹，腰膝疼痛，少阴伏风头痛，风寒挟湿头痛。

**【用量用法】**

3~10克，煎服。外用：适量。

**【配伍应用】**

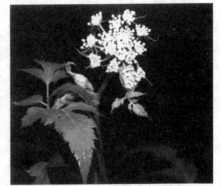

①感受风寒湿邪的风寒湿痹，肌肉、腰背、手足疼痛：与白术、当归、牛膝等同用，如独活汤（《活幼新书》）。

②痹证日久正虚，腰膝酸软，关节屈伸不利者：与人参、杜仲、桑寄生等配伍，如独活寄生汤（《千金方》）。

③外感风寒挟湿所致的头痛头重，一身尽痛：多配藁本、羌活、防风等，如羌活胜湿汤（《内外伤辨惑论》）。

④皮肤瘙痒：内服或外洗皆可。

**【使用注意】**

本品辛温燥散，凡非风寒湿邪而属气血不足之痹证当忌用。


# 威灵仙

**【来源】**

为毛茛科植物威灵仙棉团铁线莲或东北铁线莲的干燥根及根茎。

**【植物特征】**

为藤本，干时地上部分变黑。根茎丛生多数细根。叶对生，羽状复叶，小叶通常 5 片，稀为 3 片，狭卵形或三角状卵形，长 1.2 ~ 6 厘米，宽 1.3 ~ 3.2 厘米，全缘，主脉 3 条。圆锥花序顶生或腋生；萼片 4（有时 5）花瓣状，白色，倒披针形，外被白色柔毛；雄蕊多数；心皮多数，离生，被毛。瘦果，扁卵形，花柱宿存，延长成羽毛状。

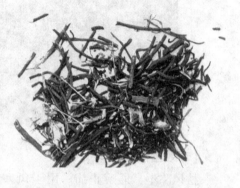

根茎呈圆柱状，表面淡棕黄色，上端残留茎基，下侧着生多数细根。

**【生境分布】**

生长于山谷、山坡或灌木丛中。主产于江苏、浙江、江西、安徽、四川、贵州、福建、广东、广西等地。

**【采收加工】**

秋季采挖，除去泥沙，晒干。

**【性味归经】**

辛、咸，温。归膀胱经。

**【功效主治】**

祛风湿，通经络，用于风湿痹痛，肢体麻木，筋脉拘挛，屈伸不利。

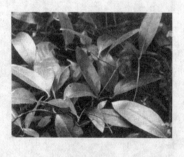

**【用量用法】**

6 ~ 10 克，煎服。外用：适量。

**【配伍应用】**

①风湿痹证：可单用为末服，如威灵仙散（《圣惠方》）。

②风寒腰背疼痛：与肉桂、当归同用，如神应丸（《证治准绳》）。

③骨鲠咽喉：可单用；或与砂糖、醋煎后慢慢咽下；《本草纲目》则与砂糖、砂仁煎服。

**【使用注意】**

本品辛散走窜，气血虚弱者慎服。

# 木瓜

【来源】

为蔷薇科植物贴梗海棠的干燥近成熟果实。习称"皱皮木瓜"。

【植物特征】

落叶灌木，高达2米，小枝无毛，有刺。叶片卵形至椭圆形，边缘有尖锐重锯齿；托叶大，肾形或半圆形，有重锯齿。花3~5朵簇生于两年生枝上，先叶开放，绯红色稀淡红色或白色；萼筒钟状，基部合生，无毛。梨果球形或长圆形，木质，黄色或带黄绿色，干后果皮皱缩。

【生境分布】

生长于山坡地、田边地角、房前屋后。主产于山东、河南、陕西、安徽、江苏、湖北、四川、浙江、江西、广东、广西等地。

【采收加工】

夏、秋二季果实绿黄时采收，置沸水中烫至外皮灰白色，对半纵剖，晒干。

【性味归经】

酸，温。归肝、脾经。

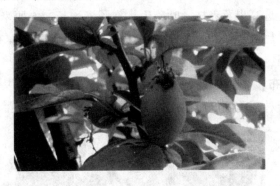

【功效主治】

舒筋活络，和胃化湿。用于湿痹拘挛，腰膝关节酸重疼痛，暑湿吐泻，转筋挛痛，脚气水肿。

【用量用法】

6~9克，煎服。

**【配伍应用】**

①筋急项强，不可转侧：与乳香、生地黄、没药同用，如木瓜煎（《普济本事方》）。

②脚膝疼重，不能远行久立者：与羌活、附子、独活配伍，如木瓜丹（《传信适用方》）。

③感受风湿，脚气肿痛不可忍者：多配吴茱萸、苏叶、槟榔等同用，如鸡鸣散（《朱氏集验方》）。

**【使用注意】**

内有郁热、小便短赤者忌服。


# 伸筋草

**【来源】**

为石松科植物石松的干燥全草。

**【植物特征】**

多年生草本，高 15~30 厘米；匍匐茎蔓生，营养茎常为二岐分枝。叶密生，钻状线形，长 3~5 毫米，宽约 1 毫米，先端渐尖，具易落芒状长尾，全缘，中脉在叶背明显，无侧脉或小脉，孢子枝从第二第三年营养枝上长出，远高出营养枝，叶疏生。孢子囊穗长2~5 厘米，单生或2~6 个生于长柄上。孢子叶卵状三角形，先端急尖而具尖尾，有短柄，黄绿色，边缘膜质，具不规则锯齿，孢子囊肾形。

**【生境分布】**

生长于疏林下荫蔽处。主产于浙江、湖北、江苏等地。

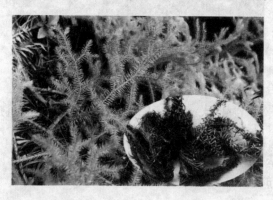

**【采收加工】**

夏、秋二季茎叶茂盛时采收，除去杂质，晒干。

**【性味归经】**

微苦、辛，温。归肝、脾、肾经。

**【功效主治】**

祛风除湿，舒筋活络。用于关节酸痛，屈伸不利。

**【用量用法】**

3~12克，煎服。外用：适量。

**【配伍应用】**

①风寒湿痹，关节酸痛，屈伸不利：多与羌活、桂枝、独活、白芍等配伍。

②肢体软弱，肌肤麻木：宜与松节、威灵仙等同用。

③跌打损伤，瘀肿疼痛：多配苏木、红花、土鳖虫、桃仁等同用，内服外洗均可。

**【使用注意】**

孕妇慎服。


# 寻骨风


**【来源】**

为马兜铃科植物绵毛马兜铃的根茎或全草。

**【植物特征】**

多年生草质藤本。根细长，圆柱形。嫩枝密被灰白色长绵毛。叶互生；叶柄长2~5厘米，密被白色长绵毛。叶片卵形、卵状心形，长3.5~10厘米，宽2.5~8厘米，先端钝圆至短尖，基部心形，两侧裂寻骨风片广展，弯缺深1~2厘米，边全缘，上面被糙伏毛，下面密被灰色或白色长绵毛，基出脉5~7条。花单生于叶腋；花梗长1.5~3厘米，直立或近顶端向下弯；小苞片卵形或长卵形，两面被毛；花被管中部急剧弯曲，弯曲处至檐部较下部而狭，外面密生白色长绵毛；檐部盘状，直径2~2.5厘米，内面无毛或稍微柔毛，浅黄色，并有紫色网纹，外面密生白色长绵毛，边缘浅3裂，裂片先端短尖或钝，喉部近圆形，紫色；花药成对

贴生于合蕊柱近基部；子房
圆柱形，密被白色长绵毛；
合蕊柱近基部；子房圆珠笔
柱形，密被白色长绵毛；合
蕊柱裂片先端钝圆，边缘向
下延伸，并具乳头状突起。
蒴果长圆状或椭圆状倒卵
形，具6条呈波状或扭曲的
棱或翅，毛常脱落，成熟时

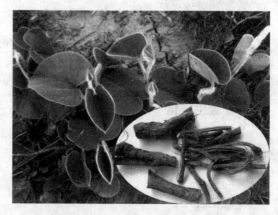

自先端向下6瓣开裂。种子卵状三角形。花期4~6月，果期8~10月。

【生境分布】

生长于山坡草丛及路旁、田边。主产于河南、江苏、江西等地。

【采收加工】

夏、秋二季采收。晒干，切段，生用。

【性味归经】

辛，苦，平。归肝经。

【功效主治】

祛风湿，通络止痛。

【用量用法】

10~15克，煎服。外用：适量。

【配伍应用】

①风湿痹痛，肢体麻木，筋脉拘挛，关节屈伸不利：可单用水煎、
酒浸、制成浸膏服；亦可与威灵仙、防风、羌活、当归等同用。

②跌打损伤，瘀滞肿痛：可单用煎服或捣敷。

【使用注意】

阴虚内热者忌用。

# 祛风湿热药

## 秦艽

### 【来源】

为龙胆科植物秦艽、麻花秦艽、粗茎秦艽或小秦艽的干燥根。前三种按性状不同分别习称"秦艽"和"麻花艽",后一种习称"小秦艽"。

### 【植物特征】

多年生草本植物,高 30~60 厘米,茎单一,圆形,节明显,斜升或直立,光滑无毛。基生叶较大,披针形,先端尖,全缘,平滑无毛,茎生叶较小,对生,叶基联合,叶片平滑无毛。聚伞花序由多数花簇生枝头或腋生作轮状,花冠蓝色或蓝紫色。蒴果长椭圆形。种子细小,矩圆形,棕色,表面细网状,有光泽。

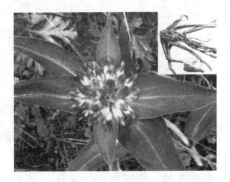

### 【生境分布】

生长于山地草甸、林缘、灌木丛与沟谷中。主产于陕西、甘肃等地。

### 【采收加工】

春、秋二季采挖,除去泥沙,晒软,堆置"发汗"至表面呈红黄色或灰黄色时,摊开晒干,或不经"发汗"直接晒干。

### 【性味归经】

辛、苦,平。归胃、肝、胆经。

### 【功效主治】

祛风湿,清湿热,止痹痛,退虚热。用于风湿痹痛,中风半身不遂,筋脉拘挛,骨节酸痛,湿热黄疸,骨蒸潮热,小儿疳积发热。

【用量用法】

3~10 克，煎服。

【配伍应用】

①风湿痹证（热痹）：多配防己、牡丹皮、忍冬藤、络石藤等。

②风寒湿痹：配天麻、当归、羌活、川芎等同用，如秦艽天麻汤（《医学心悟》）。

③中风半身不遂，口眼斜，四肢拘急，舌强不语等：单用大量水煎服即能奏效。

【使用注意】

久痛虚羸、溲多、便滑者忌服。

# 防 己

【来源】

为防己科植物粉防己的干燥根。习称"汉防己"。

【植物特征】

木质藤本，主根为圆柱形。单叶互生，长椭圆形或卵状披针形，先端短尖，基部圆形，全缘，下面密被褐色短柔毛总状花序，有花 1~3 朵，被毛花被下部呈弯曲的筒状，长约 5 厘米，上部扩大，三浅裂，紫色带黄色斑纹，子房下位。蒴果长圆形，具 6 棱，种子多数。根呈圆柱形或半圆柱形，直径 1.5~4.5 厘米，略弯曲，弯曲处有横沟。表面粗糙，灰棕色或淡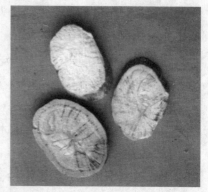黄色质坚硬不易折断，断面粉性，可见放射状的木质部（俗称车轮纹）。

【生境分布】

生长于山野丘陵地、草丛或矮林边缘。主产于安徽、浙江、江西、福建等地。

【采收加工】

秋季采挖，洗净，除去粗皮，切段，粗根纵切两半，晒干。切厚片，生用。

【性味归经】

苦，寒。归膀胱、肺经。

【功效主治】

利水消肿，祛风止痛。用于风湿痹痛，水肿脚气，小便不利，湿疹疮毒。

【用量用法】

5~10克，煎服。

【配伍应用】

①风湿痹证湿热偏盛，肢体酸重，关节红肿疼痛，及湿热身痛者：常与滑石、栀子、蚕沙、薏苡仁等配伍，如宣痹汤（《温病条辨》）。

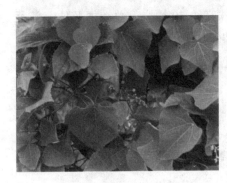

②风寒湿痹，四肢挛急者：与麻黄、茯苓、肉桂等同用，如防己饮（《圣济总录》）。

③风水脉浮，身重汗出恶风者：与黄芪、甘草、白术等配伍，如防己黄芪汤（《金匮要略》）。

【使用注意】

本品大苦大寒易伤胃气，胃纳不佳及阴虚体弱者慎服。


# 豨莶草

【来源】

为菊科植物豨莶、腺梗豨莶或毛梗豨莶的干燥地上部分。

【植物特征】

植物豨莶：与腺梗豨莶极相似，主要区别为植株可高达1米，分枝常成复二歧状，花梗及枝上部密生短柔毛，叶片三角状卵形，叶边缘具不规则的浅齿或粗齿。

腺梗豨莶：为一年生草本。茎高达1米以上，上部多叉状分枝，枝上部被紫褐色头状有柄腺毛及白色长柔毛。叶对生，阔三角状卵形至卵状

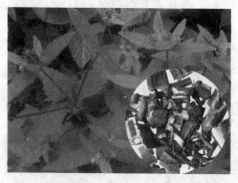

披针形，长 4～12 厘米，宽 1～9 厘米，先端尖，基部近截形或楔形，下延成翅柄，边缘有钝齿，两面均被柔毛，下面有腺点，主脉 3 出，脉上毛显著。头状花序多数，排成圆锥状，花梗密被白色毛及腺毛，总苞片 2 层，背面被紫褐色头状有柄腺毛，有粘手感。花杂性，黄色，边花舌状，雌性；中央为管状花，两性。瘦果倒卵形。长约 3 毫米，有 4 棱，无冠毛。

毛梗豨：与上二种的区别在于植株高约 50 厘米，总花梗及枝上部柔毛稀且平伏，无腺平；叶锯齿规则；花头与果实均较小，果长约 2 毫米。

**【生境分布】**

生长于林缘、林下、荒野、路边。主产于湖南、福建、湖北、江苏等地。

**【采收加工】**

夏、秋二季花开前及花期均可采割，除去杂质，晒干。切段，生用或黄酒蒸制用。

**【性味归经】**

辛、苦，寒。归肝、肾经。

**【功效主治】**

祛风湿，利关节，解毒。用于风湿痹痛，筋骨无力，腰膝酸软，四肢麻痹，半身不遂，风疹湿疮。

**【用量用法】**

9～12 克，煎服。外用：适量。用于风湿痹痛、半身不遂宜制用，治风疹湿疮、疮痈宜生用。

**【配伍应用】**

①风湿痹痛：可单用为丸服，如豨散（《活人方汇编》）、豨丸（《万氏家抄方》）；或与臭梧桐合用，如桐丸（《济世养生经验集》）。

②中风口眼斜，半身不遂者：配蕲蛇、当归、黄芪、威灵仙等（《方脉正宗》）。

③风疹湿疮：可单用内服或外洗；亦可配白蒺藜、白鲜皮、地肤子等。

**【使用注意】**

阴血不足者忌服。

# 络石藤

**【来源】**

为夹竹桃科植物络石的干燥带叶藤茎。

**【植物特征】**

常绿木质藤本，长达 10 米，茎圆柱形，有皮孔；嫩枝被黄色柔毛，老时渐无毛。叶对生，革质或近革质，椭圆形或卵状披针形；上面无毛，下面被疏短柔毛。聚伞花序顶生或腋生，二歧，花白色，花柱圆柱状，柱头卵圆形。

**【生境分布】**

生长于温暖、湿润、疏荫的沟渠旁、山坡林木丛中。主产于江苏、安徽、湖北、山东等地。

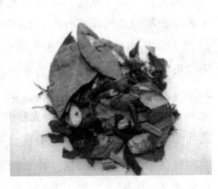

**【采收加工】**

冬季至次春采割，除去杂质，晒干。切段，生用。

**【性味归经】**

苦，微寒。归心、肝、肾经。

**【功效主治】**

祛风通络，凉血消肿。用于风湿热痹，筋脉拘挛，腰膝酸痛，喉痹，痈肿，跌仆损伤。

**【用量用法】**

6~12 克，煎服。外用：鲜品适量，捣敷患处。

**【配伍应用】**

①风湿热痹，筋脉拘挛，腰膝酸痛者：与忍冬藤、地龙、秦艽等配伍；亦可单用酒浸服。

②热毒之咽喉肿痛：以之单用水煎，慢慢含咽（《近效方》）。

③痈肿疮毒：与皂角刺、乳香、瓜蒌、没药等配伍，如止痛灵宝散（《外科精要》）。

④跌仆损伤，瘀滞肿痛：可与透骨草、伸筋草、桃仁、红花等同用。

**【使用注意】**

阳虚畏寒、便溏者慎服。

## 丝瓜络

**【来源】**

为葫芦科植物丝瓜的干燥成熟果实的维管束。

**【植物特征】**

一年生攀援草本。茎有 5 棱，光滑或棱上有粗毛；卷须通常 3 裂。叶片掌状 5 裂，裂片三角形或披针形，先端渐尖，边缘有锯齿，两面均光滑无毛。雄花的总状花序有梗，长 10~15 厘米，花瓣分离，黄色或淡黄色，倒卵形，长约 4 厘米；雌花的花梗长 2~10 厘米；果实长圆柱形，长 20~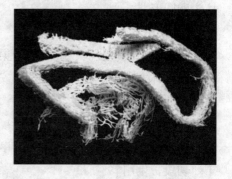50 厘米，直或稍弯，下垂，无棱角，表面绿色，成熟时黄绿色至褐色，果肉内有强韧的纤维如网状。种子椭圆形，扁平，黑色，边缘有膜质狭翅。花果期 8~10 月。

**【生境分布】**

我国各地均有栽培。

**【采收加工】**

夏、秋二季果实成熟、果皮变黄、内部干枯时采摘，除去外皮及果肉，洗净，晒干，除去种子。切段，生用。

**【性味归经】**

甘，平。归肺、胃、肝经。

【功效主治】

通络，活血，祛风，下乳。用于
痹痛拘挛，胸胁胀痛，乳汁不通，乳
痈肿痛。

【用量用法】

5~12克，煎服。外用：适量。

【配伍应用】

①风湿痹痛，筋脉拘挛，肢体麻
痹：常与秦艽、当归、防风、鸡血藤
等配伍。

②气血瘀滞之胸胁胀痛：多配香
附、郁金、柴胡、瓜蒌皮等。

③产后乳少或乳汁不通者：常与
王不留行、路路通、穿山甲、猪蹄等同用。

④乳痈肿痛：每与蒲公英、浙贝母、瓜蒌、青皮等配伍。

【使用注意】

寒嗽、寒痰者慎用。

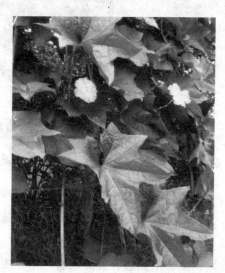

# 祛风湿强筋骨药

## 五加皮

【来源】

为五加科植物细柱五加的干燥根皮。习称"南五加皮"。

【植物特征】

落叶灌木，高2~3米，枝呈灰褐色，无刺或在叶柄部单生扁平刺。
掌状复叶互生，在短枝上簇生，小叶5片或3~4片，中央一片最大，倒
卵形或披针形，长3~8厘米，宽1~3.5厘米，边缘有钝细锯齿，上面无
毛或沿脉被疏毛，下面腋腑有簇毛。伞形花序单生于叶腋或短枝上，总

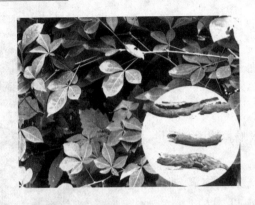

花梗长 2~6 厘米，花小，黄绿色，萼齿，花瓣及雄蕊均为 5 数。子房下位，2 室，花柱 2，丝状分离。浆果近球形，侧扁，熟时黑色。

**【生境分布】**

生长于路边、林缘或灌丛中。主产于湖北、河南、辽宁、安徽等地。

**【采收加工】**

夏、秋二季采挖根部，洗净，剥取根皮，晒干。切厚片，生用。

**【性味归经】**

辛、苦，温。归肝、肾经。

**【功效主治】**

祛风除湿，补益肝肾，强筋壮骨。用于风湿痹痛，筋骨痿软，小儿行迟，体虚乏力，水肿，脚气。

**【用量用法】**

5~10 克，煎服，或酒浸、入丸散服。

**【配伍应用】**

①风湿痹证，腰膝疼痛，筋脉拘挛：可单用或配当归、牛膝等，如五加皮酒（《本草纲目》）；亦可与木瓜、松节同用，如五加皮散（《沈氏尊生书》）。

②肝肾不足，筋骨痿软者：常与杜仲、牛膝等配伍，如五加皮散（《卫生家宝》）。

③小儿行迟：与龟甲、牛膝、木瓜等同用，如五加皮散（《保婴撮要》）。

**【使用注意】**

阴虚火旺者慎用。

# 化湿药

## 藿香

**【来源】**

为唇形科植物广藿香的地上部分。

**【植物特征】**

多年生草本，高达 1 米，茎直立，上部多分枝，老枝粗壮，近圆形；幼枝方形，密被灰黄色柔毛。叶对生，圆形至宽卵形，长 2~10 厘米，宽 2.5~7 厘米，先端短尖或钝，基部楔形或心形，边缘有粗钝齿或有时分裂，两面均被毛，脉上尤多；叶柄长 1~6 厘米，有毛。轮伞花序密集成假穗状花序，密被短柔毛；花萼筒状，花冠紫色，前裂片向前伸。小坚果近球形，稍压扁。

**【生境分布】**

生长于向阳山坡。主产于广东、海南、台湾、广西、云南等地。

**【采收加工】**

枝叶茂盛时采割，日晒夜闷，反复至干。切段生用。

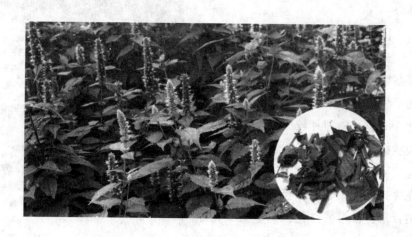

**【性味归经】**

辛，微温。归脾、胃、肺经。

**【功效主治】**

芳香化浊，和中止呕，发表解暑。用于湿浊中阻，脘痞呕吐，暑湿表证，湿温初起，发热倦怠，胸闷不舒，寒湿闭暑，腹痛吐泻，鼻渊头痛。

**【用量用法】**

3～10克，煎服，鲜品加倍。

**【配伍应用】**

①寒湿困脾所致的脘腹痞闷，少食作呕，神疲体倦等症：常与苍术、厚朴等同用，如金不换正气散（《和剂局方》）。

②湿浊中阻所致之呕吐：常与丁香、半夏等同用，如藿香半夏汤（《和剂局方》）；若偏于湿热者，配竹茹、黄连等；妊娠呕吐，配苏梗、砂仁等；脾胃虚弱者，配白术、党参等。

**【使用注意】**

阴虚血燥者不宜用。

# 佩兰

**【来源】**

为菊科植物佩兰的干燥地上部分。

**【植物特征】**

多年生草本，高70～120厘米，根茎横走，茎直立，上部及花序枝上的毛较密，中下部少毛。叶对生，通常3深裂，中裂片较大，长圆形或长圆状披针形，边缘有锯齿，背面沿脉有疏毛，无腺点，揉之有香气。头状花序排列成聚伞状，苞片长圆形至倒披针形，常带紫红色；每个头状花序

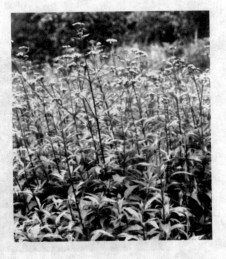

有花4~6朵；花两性，全为管状花，白色。瘦果圆柱形。

【生境分布】

生长于路边灌丛或溪边。野生或栽培。主产于河北、陕西、山东、江苏、安徽、浙江、江西、湖北、湖南、广东、广西、四川、贵州、云南等地。

【采收加工】

夏、秋二季分两次采割。除去杂质，晒干。切段生用，或鲜用。

【性味归经】

辛，平。归脾、胃、肺经。

【功效主治】

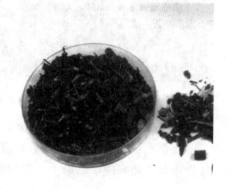

芳香化湿，醒脾开胃，发表解暑。用于湿浊中阻，脘痞呕恶，口中甜腻，口臭，多涎，暑湿表证，湿温初起，发热倦怠，胸闷不舒。

【用量用法】

3~10克，煎服。鲜品加倍。

【配伍应用】

①湿阻中焦：每相须为用，并配厚朴、苍术、蔻仁等，以增强芳香化湿之功。

②脾经湿热，口中甜腻、多涎、口臭等的脾瘅症：可单用煎汤服，如兰草汤（《黄帝内经·素问》）；或配伍白芍、黄芩、甘草等药。

③暑湿：与藿香、青蒿、荷叶等同用。

④湿温初起：与滑石、藿香、薏苡仁等同用。

【使用注意】

阴虚血燥、气虚者慎服。


# 苍术

【来源】

为菊科多年生草本植物茅苍术或北苍术的干燥根茎。

【植物特征】

茅苍术：为多年生草本，高达 80 厘米；根茎结节状圆柱形。叶互生，革质，上部叶一般不分裂，无柄，卵状披针形至椭圆形，长 3~8 厘

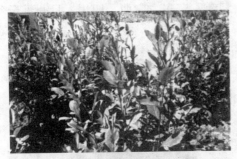

米，宽 1~3 厘米，边缘有刺状锯齿，下部叶多为 3~5 深裂，顶端裂片较大，侧裂片 1~2 对，椭圆形。头状花序顶生，叶状苞片 1 列，羽状深裂，裂片刺状；总苞圆柱形，总苞片 6~8 层，卵形至披针形；花多数，两性，或单性

多异株，全为管状花，白色或淡紫色；两性花有多数羽毛状长冠毛，单性花一般为雌花，具退化雄蕊 5 枚，瘦果有羽状冠毛。

北苍术：北苍术与茅苍术大致相同，其主要区别点为叶通常无柄，叶片较宽，卵形或窄卵形，一般羽状 5 深裂，茎上部叶 3~5 羽状浅裂或不裂；头状花序稍宽，总苞片多为 5~6 层，夏秋间开花。

【生境分布】

生长于山坡、林下及草地。主产于东北、华北、山东、河南、陕西等地。

【采收加工】

春、秋二季采挖，除去泥沙，晒干，撞去须根。

【性味归经】

辛，苦，温。归脾、胃、肝经。

【功效主治】

燥湿健脾，祛风散寒，明目。用于湿阻中焦，脘腹胀满，泄泻，水肿，脚气痿，风湿痹痛，风寒感冒，夜盲。

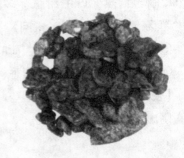

【用量用法】

3~9 克，煎服。

【配伍应用】

①湿阻中焦，脾失健运而致脘腹胀闷，呕恶食少，吐泻乏力，舌苔

白腻等症：与陈皮、厚朴等配伍，如平胃散（《和剂局方》）。

②脾虚湿聚，水湿内停的痰饮或外溢的水肿：配伍茯苓、猪苓、泽泻等同用，如胃苓汤（《证治准绳》）。

③风湿痹证：可与独活、薏苡仁等同用，如薏苡仁汤（《类证治裁》）。

**【使用注意】**

阴虚内热、气虚多汗者忌用。

# 厚朴

**【来源】**

为木兰科植物厚朴或凹叶厚朴的干燥干皮、根皮及枝皮。

**【植物特征】**

落叶乔木，高 7~15 米；树皮紫褐色，冬芽由托叶包被，开放后托叶脱落。单叶互生，密集小枝顶端，叶片椭圆状倒卵形，革质，先端钝圆或具短尖，基部楔形或圆形，全缘或微波状，背面幼时被灰白色短绒毛，老时呈白粉状。花与叶同时开放，单生枝顶，白色，直径约 15 厘米，花梗粗壮，被棕色毛；

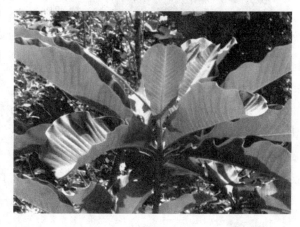

雄蕊多数，雌蕊心皮多数，排列于延长的花托上。聚合果圆卵状椭圆形，木质。

**【生境分布】**

常混生于落叶阔叶林内或生长于常绿阔叶林缘。主产于陕西、甘肃、四川、贵州、湖北、湖南、广西等地。

**【采收加工】**

4~6 月剥取，根皮及枝皮直接阴干，干皮置沸水中微煮后堆置阴湿处，"发汗"至内表面变紫褐色或棕褐色时，蒸软取出，卷成筒状，干燥。切丝，姜制用。

**【性味归经】**

苦、辛，温。归脾、胃、肺、大肠经。

**【功效主治】**

燥湿消痰，下气除满。用于湿滞伤中，脘痞吐泻，食积气滞，腹胀便秘，痰饮喘咳。

**【用量用法】**

3~10克，煎服，或入丸、散。

**【配伍应用】**

①湿阻中焦，脘腹胀满：与陈皮、苍术等同用，如平胃散（《和剂局方》）。

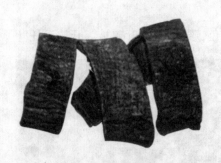

②食积气滞，腹胀便秘：与枳实、大黄同用，如厚朴三物汤（《金匮要略》）。

③热结便秘者：配大黄、枳实、芒硝同用，即大承气汤（《伤寒论》）。

④痰饮喘咳：与紫苏子、半夏、陈皮等同用，如苏子降气汤（《和剂局方》）。

**【使用注意】**

本品辛苦温燥湿，易耗气伤津，故气虚津亏者及孕妇当慎用。

## 砂仁

**【来源】**

为姜科植物阳春砂、绿壳砂或海南砂的干燥成熟果实。

**【植物特征】**

多年生草本，高达1.5米或更高，茎直立。叶二列，叶片披针形，长20~35厘米，宽2~5厘米，上面无毛，下面被微毛；叶鞘开放，抱茎，叶舌短小。花茎由根茎上抽出；穗状花序呈球形，有一枚长椭圆形苞片，

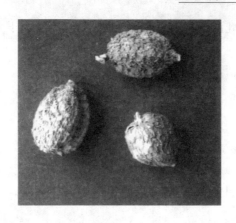

小苞片呈管状，萼管状，花冠管细长，白色，裂片长圆形，先端兜状，唇状倒卵状，中部有淡黄色及红色斑点，外卷；雌蕊花柱细长，先端嵌生药室之中，柱头漏斗状高于花药。蒴果近球形，不开裂，直径约1.5厘米，具软刺，熟时棕红色。

【生境分布】

生长于气候温暖、潮湿、富含腐殖质的山沟林下阴湿处。主产于广东、广西、云南和福建等地。

【采收加工】

于夏、秋间果实成熟时采收，晒干或低温干燥。用时打碎生用。

【性味归经】

辛，温。归脾、胃、肾经。

【功效主治】

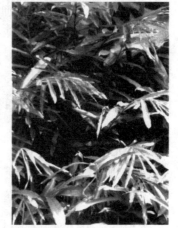

化湿开胃，温脾止泻，理气安胎。用于湿浊中阻，脘痞不饥，脾胃虚寒，呕吐泄泻，妊娠恶阻，胎动不安。

【用量用法】

3~6克，煎服。入汤剂宜后下。

【配伍应用】

①湿阻中焦及脾胃气滞证：若湿阻中焦，常与厚朴、枳实、陈皮等同用；若脾胃气滞，可与枳实、木香同用，如香砂枳术丸（《景岳全书》）；若脾胃虚弱之证，可配健脾益气之党参、茯苓、白术等，如香砂六君子汤（《和剂局方》）。

②脾胃虚寒吐泻：可单用研末吞服；或与附子、干姜等药同用。

**【使用注意】**

阴虚血燥者慎用。

# 豆蔻

**【来源】**

为姜科植物白豆蔻或爪哇白豆蔻的干燥成熟果实，又名白豆蔻。

**【植物特征】**

多年生草本，株高 1.5~3 米，叶柄长 1.5~2 厘米；叶片狭椭圆形或线状披针形，长 50~65 厘米，宽 6~9 厘米，先端渐尖，基部渐狭，有缘毛，两面无毛或仅在下面被极疏的粗毛；叶长5~8毫米，外被粗毛。总状花序顶生，直立，长 20~30 厘米，花序轴密被粗毛，小花梗长约 3 米，小苞片乳白色，阔椭圆形，长约3.5厘米，先端钝圆，基部连合；花萼钟状，白色，长 1.5~2.5 厘米，先端有不规则 3 钝齿，一侧深裂，外被毛；花冠白色，花冠管长约 8 毫米，裂片 3，长圆形，上方裂片较大，长约3.5厘米，宽约3厘米，先端2浅裂，边缘具缺刻，前部具红色或红黑色条纹，后部具淡紫红色斑点；侧生退化雄蕊披针形，长 4 毫米或有时不存；雄蕊1，长2.2~2.5厘米，花药椭圆形，药隔背面被腺毛，花丝扁平，长约 1.5 厘米；子房卵圆形，下位，密被淡黄色绢毛。蒴果近圆形，直径约 3 厘米，外被粗毛，熟时黄色。花期 4~6 月，果期 6~8 月。

**【生境分布】**

生长于山沟阴湿处，我国多栽培于树荫下。主产于泰国、柬埔寨、越南，我国云南、广东、广西等地亦有栽培；按产地不同分为"原豆蔻"和"印尼白蔻"。

**【采收加工】**

秋季果实由绿色转成黄绿色时采收，晒干生用，用时捣碎。

**【性味归经】**

辛，温。归肺、脾、胃经。

**【功效主治】**

化湿行气，温中止呕，开胃消食。用于湿浊中阻，不思饮食，湿温

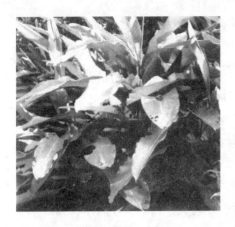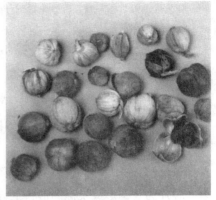

初起，胸闷不饥，寒湿呕逆，胸腹胀痛，食积不消。

**【用量用法】**

3~6 克，煎服。入汤剂宜后下。

**【配伍应用】**

①湿阻中焦及脾胃气滞证：与陈皮、藿香等同用；若脾虚湿阻气滞之胸腹虚胀，食少无力者，常与黄芪、人参、白术等同用，如白豆蔻丸（《太平圣惠方》）。

②湿温初起，胸闷不饥：若湿邪偏重者，每与杏仁、薏苡仁等同用，如三仁汤（《温病条辨》）；若热重于湿者，又常与滑石、黄芩等同用，如黄芩滑石汤（《温病条辨》）。

③呕吐：可单用为末服；或配半夏、藿香等药，如白豆蔻汤（《沈氏尊生书》）。

**【使用注意】**

阴虚血燥者慎用。

# 草豆蔻

**【来源】**

为姜科草本植物草豆蔻的干燥近成熟种子。

**【植物特征】**

多年生草本，高 1~2 米。叶 2 列；叶舌卵形，革质，长 3~8 厘米，密被粗柔毛；叶柄长不超过 2 厘米；叶片狭椭圆形至披针形，长 30~55

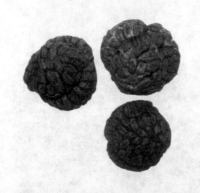

厘米，宽6~9厘米，先端渐尖；基部楔形，全缘；下面被绒毛。总状花序顶生，总花梗密被黄白色长硬毛；花疏生，花梗长约3毫米，被柔毛；小苞片阔而大，紧包着花芽，外被粗毛，花后苞片脱落；花萼筒状，白色，长1.5~2厘米，先端有不等3钝齿，外被疏长柔毛，宿存；花冠白色，先端3裂，裂片为长圆形或长椭圆形，上方裂片较大，长约3.5厘米，宽约1.5厘米；唇瓣阔卵形，先端3个浅圆裂片，白色，前部具红色或红黑色条纹，后部具淡紫色红色斑点；雄蕊1，花丝扁平，长约1.2厘米；子房下位，密被淡黄色绢状毛，上有二棒状附属体，花柱细长，柱头锥状。蒴果圆球形，不开裂，直径约3.5厘米，外被粗毛，花萼宿存，熟时黄色。种子团呈类圆球形或长圆形，略呈钝三棱状，长1.5~2.5厘米，直径1.5~2毫米。

**【生境分布】**

生长于林缘、灌木丛或山坡草丛中。主产于广西、广东等地。

**【采收加工】**

夏、秋二季采收，晒至九成干，或用水略烫，晒至半干，除去果皮，取出种子团，晒干。

**【性味归经】**

辛，温。归脾、胃经。

**【功效主治】**

燥湿健脾，温中止呕。用于寒湿内阻，脘腹胀满冷痛，嗳气呕逆，不思饮食。

**【用量用法】**

3~6克，煎服。入散剂较佳；入汤剂宜后下。

**【配伍应用】**

①寒湿中阻证：与干姜、陈皮、厚朴等温中行气之品同用，如厚朴温中汤（《内外伤辨惑论》）。

②寒湿呕吐证：与肉桂、陈皮、高良姜等温中止呕之品同用，如草

豆蔻散（《博济方》）。

③寒湿内盛，清浊不分而腹痛泻痢者：与厚朴、苍术、木香等同用。

【使用注意】

阴虚血燥者慎用。

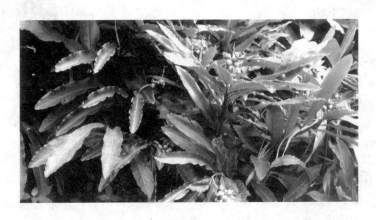

## 茯苓

【来源】

为多孔菌科真菌茯苓的干燥菌核。

【植物特征】

寄生或腐寄生。菌核埋在土内，大小不一，表面淡灰棕色或黑褐色，断面近外皮处带粉红色，内部白色。子实体平伏，伞形，直径0.5~2毫米，生长于菌核表面成一薄层，幼时白色，老时变浅褐色。菌管单层，孔多为三角形，孔缘渐变齿状。

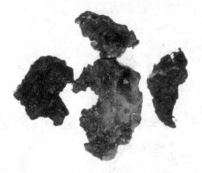

【生境分布】

生长于松科植物赤松或马尾松等树根上，深入地下 20~30 厘米。主产于湖北、安徽、河南、云南、贵州、四川等地。

【采收加工】

多于 7~9 月采挖。挖出后除去泥沙，堆置"发汗"后，摊开晾至表

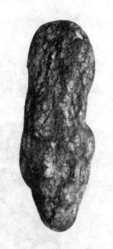

面干燥，再"发汗"，反复数次至现皱纹、内部水分大部散失后，阴干，称为"茯苓个"。取之浸润后稍蒸，及时切片，晒干；或将鲜茯苓按不同部位切制，阴干，生用。

**【性味归经】**

甘、淡，平。归心、肺、脾、肾经。

**【功效主治】**

利水渗湿，健脾，宁心。用于水肿尿少，痰饮眩悸，脾虚食少，便溏泄泻，心神不安，惊悸失眠。

**【用量用法】**

10~15克，煎服。

**【配伍应用】**

①水湿内停所致之水肿、小便不利：常与泽泻、白术、猪苓、桂枝等同用，如五苓散（《伤寒论》）。

②脾肾阳虚水肿：与生姜、附子同用，如真武汤（《伤寒论》）。

③水热互结，阴虚小便不利水肿：与滑石、泽泻、阿胶合用，如猪苓汤（《伤寒论》）。

④痰饮之目眩心悸：配以桂枝、甘草、白术，如苓桂术甘汤（《金匮要略》）。

**【使用注意】**

虚寒精滑者忌服。


# 薏苡仁

**【来源】**

为禾本科植物薏苡的干燥成熟种仁。

**【植物特征】**

多年生草本，高1~1.5米。叶互生，线形至披针形。花单性同株，成腋生的总状花序。颖果呈圆珠形。

**【生境分布】**

生长于河边、溪潭边或阴湿山谷中。我国各地均有栽培。长江以南各地有野生。

**【采收加工】**

秋季果实成熟时采割植株，晒
干，打下果实，再晒干，除去外壳、
黄褐色种皮及杂质，收集种仁。生用
或炒用。

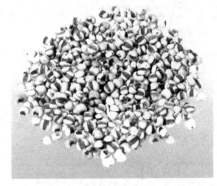

**【性味归经】**

甘、淡，凉。归脾、胃、肺经。

**【功效主治】**

利水渗湿，健脾止泻，除痹，排
脓，解毒散结。用于水肿，脚气，小便不利，脾虚泄泻，湿痹拘挛，肺
痈，肠痈，赘疣，癌肿。

**【用量用法】**

9~30克，煎服。清利湿热宜生用，健脾止泻宜炒用。

**【配伍应用】**

①脾虚湿盛之水肿腹胀，小便不利：与白术、茯苓、黄芪等同用。

②脚气浮肿：与木瓜、防己、苍术同用。

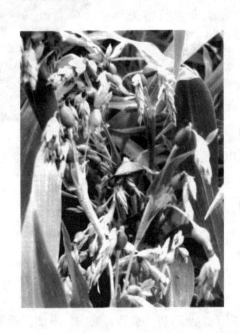

③脾虚湿盛之泄泻：与茯苓、人参、白术等合用，如参苓白术散（《和剂局方》）。

④湿痹而筋脉挛急疼痛者：与防风、独活、苍术同用，如薏苡仁汤（《类证治裁》）。

**【使用注意】**

津液不足者慎用。

# 猪苓

**【来源】**

为多孔菌科真菌猪苓的干燥菌核。

**【植物特征】**

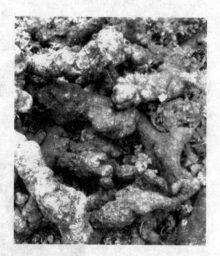

菌核体呈长形块或不规则块状，表面凹凸不平，有皱纹及瘤状突起，棕黑色或黑褐色，断面呈白色或淡褐色。子实体自地下菌核内生出，常多数合生；菌柄基部相连或多分枝，形成一丛菌盖，伞形或伞半状半圆形，总直径达15厘米以上。每一菌盖为圆形，直径1~3厘米，中央凹陷呈脐状，表面浅褐色至茶褐色。菌肉薄与菌管皆为白色；管口微小，呈多角形。

**【生境分布】**

生长于向阳山地、林下，富含腐殖质的土壤中。主产于陕西、云南等地；河南、甘肃、山西、吉林、四川等地也产。

**【采收加工】**

春秋二季采挖，去泥沙，晒干。切片入药，生用。

**【性味归经】**

甘、淡，平。归肾、膀胱经。

**【功效主治】**

利水渗湿。用于小便不利，水肿，泄泻，淋浊，带下。

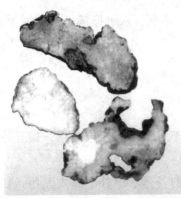

【用量用法】

6~12 克，煎服。

【配伍应用】

①水湿停滞的各种水肿：单味应用即可取效。

②妊娠从脚至腹肿，小便不利：单用一味猪苓为末，热水调服（《子母秘录》）。

③通身肿满，小便不利：单用一味猪苓为末，热水调服（《杨氏产乳方》）。

【使用注意】

利水渗湿力强，易于伤阴，无水湿者忌服。


# 泽泻

【来源】

为泽泻科植物泽泻的干燥块茎。

【植物特征】

多年生沼生植物，高 50~100 厘米。叶丛生，叶柄长达 50 厘米，基部扩延成中鞘状；叶片宽椭圆形至卵形，长 2.5~18 厘米，宽 1~10 厘米，基部广楔形、圆形或稍心形，全缘，两面光滑；叶脉 5~7 条。花茎由叶丛中抽出，花序通常为大型的轮生状圆锥花序；花两性。瘦果多数，扁平，倒卵形，背部有两浅沟，褐色，花柱宿存。

【生境分布】

生长于沼泽边缘，幼苗喜荫蔽，成株喜阳光，怕寒冷，在海拔 800 米以下地区，一般都可栽培。主产于福建、四川、江西等地。

【采收加工】

冬季茎叶开始枯萎时采挖，洗净，干燥，除去须根及粗皮，以水润透切片，晒干。麸炒或盐水炒用。

【性味归经】

甘、淡，寒。归肾、膀胱经。

**【功效主治】**

利水渗湿，泄热，化浊降脂。用于小便不利，水肿胀满，泄泻尿少，痰饮眩晕，热淋涩痛，高脂血症。

**【用量用法】**

6~10克，煎服。

**【配伍应用】**

①水湿停蓄之水肿，小便不利：与猪苓、茯苓、桂枝配用，如五苓散（《伤寒论》）。

②脾胃伤冷，水谷不分，泄泻不止：与苍术、厚朴、陈皮配用，如胃苓汤（《丹溪心法》）。

③痰饮停聚，清阳不升之头目昏眩：配白术同用，如泽泻汤（《金匮要略》）。

**【使用注意】**

肾虚精滑者慎用。

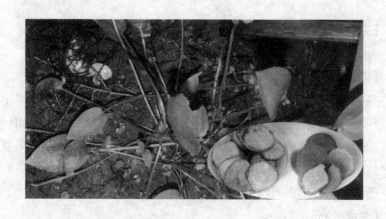

# 第五章 利水渗湿药

## 利尿通淋药

### 车前子

【来源】

为车前科植物车前或平车前的干燥成熟种子。

【植物特征】

叶丛生，直立或展开，方卵形或宽卵形，长 4~12 厘米，宽 4~9 厘米，全缘或有不规则波状浅齿，弧形脉 4~7 条。花茎长 20~45 厘米，顶生穗状花序。蒴果卵状圆锥形，周裂。种子 4~8 粒。花期 5~8 月，果期 6~10 月。

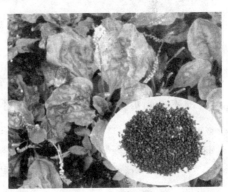

【生境分布】

生长于山野、路旁、沟旁及河边。分布于全国各地。

【采收加工】

夏、秋二季种子成熟时采收果穗。晒干，搓出种子，除去杂质。生用或盐水炙用。

【性味归经】

甘，寒。归肝、肾、肺、小肠经。

**【功效主治】**

清热利尿通淋，渗湿止泻，明目，祛痰。用于热淋涩痛，水肿胀满，暑湿泄泻，目赤肿痛，痰热咳嗽。

**【用量用法】**

9~15克，煎服，宜包煎。

**【配伍应用】**

①湿热下注于膀胱而致小便淋沥涩痛者：与木通、瞿麦、滑石等同用，如八正散（《和剂局方》）。

②水湿停滞水肿，小便不利：与茯苓、猪苓、泽泻同用。

③病久肾虚，腰重脚肿：与牛膝、肉桂、山茱萸、熟地黄等同用，如济生肾气丸（《济生方》）。

④小便不利之水泻：可单用本品研末，米饮送服；若脾虚湿盛泄泻，可配白术同用；若暑湿泄泻，可与香薷、猪苓、茯苓等同用，如车前子散（《杨氏家藏方》）。

**【使用注意】**

肾虚精滑者慎用。

# 通草

**【来源】**

为五加科植物通脱木的干燥茎髓。

**【植物特征】**

灌木，高可达6米。茎木质而不坚，中有白色的髓，幼时呈片状，老则渐次充实，幼枝密被星状毛，或

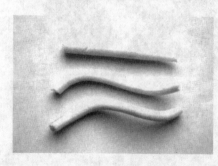

稍具脱落性灰黄色绒毛。叶大、通常聚生于茎的上部，呈掌状分裂，长可达1米，基部心脏形，叶片5~7裂，裂片达于中部或仅为边裂，头锐尖，边缘有细锯齿，上面无毛，下面有白色星状绒毛；叶柄粗壮，长30~50厘米；托叶2，大形，膜质，披针状凿形，基部鞘状抱茎。花小，有柄，

多数球状伞形花序排列成大圆锥花丛；苞片披针形；萼不明显；花瓣4，白色，卵形，头锐尖；雄蕊4；花盘微凸；子房下位，2室，花柱2，离生，柱头头状。核果状浆果近球形而扁，外果皮肉质，硬而脆。花期8月，果期9月。

**【生境分布】**

生长于向阳肥厚的土壤中，或栽培于庭园中。主产于贵州、云南、四川、台湾、广西等地。多为栽培。

**【采收加工】**

秋季割取茎，裁成段，趁鲜时取出茎髓，理直，晒干，切片，生用。

**【性味归经】**

甘、淡，微寒。归肺、胃经。

**【功效主治】**

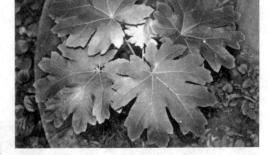

清热利尿，通气下乳。用于湿热尿赤，水肿尿少，乳汁不下。

**【用量用法】**

3~5克，煎服。

**【配伍应用】**

①热淋之小便不利，淋沥涩痛：与冬葵子、石韦、滑石同用，如通草饮子（《普济方》）。

②石淋：与海金沙、金钱草等同用。

③血淋：与石韦、蒲黄、白茅根等同用。

④产后乳汁不畅或不下：与甘草、穿山甲、猪蹄同用，如通乳汤（《杂病源流犀烛》）。

**【使用注意】**

孕妇慎用。


# 海金沙

**【来源】**

为海金沙科植物海金沙的干燥成熟孢子。

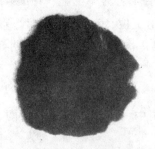

**【植物特征】**

多年生攀援草本。根茎细长，横走，黑褐色蕨栗褐色，密生有节的毛。茎无限生长；海金沙叶多数生于短枝两侧，短枝长3~8毫米，顶端有被毛茸的休眠小芽。叶2型，纸质，营养叶尖三角形，2回羽状，小羽片宽3~8毫米，边缘有浅钝齿；孢子叶卵状三角形，羽片边缘有流苏状孢子囊穗。孢子囊梨形，环带位于小头。孢子期5~11月。

**【生境分布】**

生长于阴湿山坡灌丛中或路边林缘。主产于广东、浙江等地。

**【采收加工】**

秋季孢子未脱落时采割藤叶，晒干，搓揉或打下孢子，除去藤叶，生用。

**【性味归经】**

甘、咸，寒。归膀胱、小肠经。

**【功效主治】**

清利湿热，通淋止痛。用于热淋、石淋、血淋、膏淋、尿道涩痛。

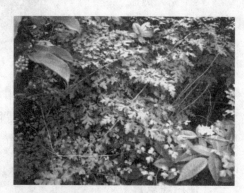

**【用量用法】**

6~15克，煎服，宜包煎。

**【配伍应用】**

①热淋：以本品为末，甘草汤送服（《泉州本草》）。

②血淋：以本品为末，新汲水或砂糖水送服（《普济方》）。

③石淋：同金钱草、鸡内金等配伍。

**【使用注意】**

肾阴亏虚者慎服。

# 石韦

## 【来源】

为水龙骨科植物庐山石韦和石韦或有柄石韦的干燥叶。

## 【植物特征】

植株高10~30厘米，根茎如粗铁丝，横走，密生鳞片。叶近两型，不育叶和能育叶同形，叶片披针形或长圆披针形，基部楔形，对称。孢子囊群在侧脉间紧密而整齐的排列，初为星状毛包被，成熟时露出，无盖。

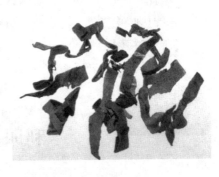

## 【生境分布】

生长于山野的岩石上或树上。主产于长江以南各地。

## 【采收加工】

全年均可采收。除去根茎及根，拣去杂质，洗去泥沙，晒干或阴干，切段，生用。

## 【性味归经】

甘、苦，微寒。归肺、膀胱经。

## 【功效主治】

利尿通淋，清肺止咳，凉血止血。用于热淋，血淋，石淋，小便不通，淋沥涩痛，肺热喘咳，吐血，衄血，尿血，崩漏。

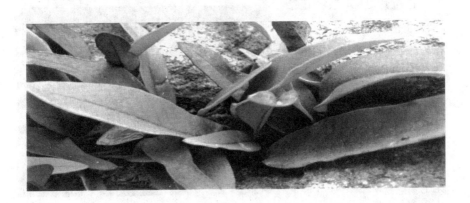

【用量用法】

6~12克，煎服。

【配伍应用】

①血淋：与蒲黄、当归、芍药同用，如石韦散（《千金方》）。

②热淋：以本品与滑石为末服（《圣惠方》）。

③石淋：与滑石为末，用米饮或蜜冲服，如石韦散（《古今录验》）。

④肺热咳喘气急：与黄芩、鱼腥草、芦根等同用。

【使用注意】

阴虚及无湿热者忌服。

# 利尿退黄药

## 茵陈

【来源】

为菊科植物滨蒿或茵陈蒿的干燥地上部分。

【植物特征】

茵陈：多年生草本，幼苗密被灰白色细柔毛，成长后全株光滑无毛。基生叶有柄，2~3回羽状全裂或掌状分裂，最终裂片线形；花枝的叶无柄，羽状全裂成丝状。头状花序圆锥状，花序直径1.5~2毫米；总苞球形，总苞片3~4层；花杂性，每一花托上着生两性花和雌花各约5朵，均为淡紫色管状花；雌花较两性花稍长，中央仅有一雌蕊，伸出花冠外，两性花聚药，雌蕊1枚，不伸出，柱头头状，不分裂。瘦果长圆形，无毛。

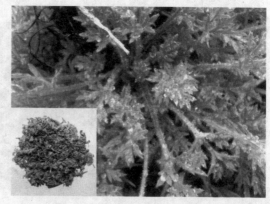

滨蒿：与茵陈不同点为，一年生或二年生草本，基生叶有长柄，较窄，叶片宽卵形，裂片稍卵形，疏离，茎生叶线形，头状花序直径约 1 毫米，外层雌花 5~7 朵，中部两性花约 4 朵。幼苗多收缩卷曲成团块，灰绿色，全株密被灰白色茸毛，绵软如绒。茎上或由基部着生多数具叶柄的叶，长 0.5~2 厘米，叶柔软，皱缩并卷曲，多为 2~3 回羽状深裂，裂片线形，全缘。茎短细，一般长 3~8 厘米，直径 1.5~3 毫米。

**【生境分布】**

生长于路边或山坡。我国大部分地区有分布，主产于陕西、山西、安徽等地。

**【采收加工】**

春季幼苗高 6~10 厘米时采收或秋季花蕾长成时采割。春季采收的习称"绵茵陈"，秋季采割的习称"茵陈蒿"。除去杂质及老茎，晒干。生用。

**【性味归经】**

苦、辛，微寒。归脾、胃、肝、胆经。

**【功效主治】**

清利湿热，利胆退黄。用于黄疸尿少，湿温暑湿，湿疮瘙痒。

**【用量用法】**

6~15 克，煎服。外用：适量。煎汤熏洗。

**【配伍应用】**

①黄疸：与黄柏、栀子、大黄同用，如茵陈蒿汤（《伤寒论》）。

②黄疸湿重于热者：与猪苓、茯苓同用，如茵陈五苓散（《金匮要略》）。

③湿疮瘙痒：可单味煎汤外洗；也与苦参、黄柏、地肤子等同用。

**【使用注意】**

蓄血发黄者及血虚萎黄者慎用。


# 金钱草

**【来源】**

为报春花科植物过路黄的干燥全草。

**【植物特征】**

多年生草本，无毛或微被毛；茎细长，绿色或带紫红色，匍匐地面生长。叶片、花萼、花冠及果实均具点状及条纹状的黑色腺体。单叶对生，叶片心脏形或卵形，全缘，仅主脉明显；单生于叶腋。花梗长达叶端，萼片线状披针形，花冠长约萼片的两倍，黄色。蒴果球形，种子边缘稍具膜翅。

**【生境分布】**

生长于山坡路旁、沟边以及林缘阴湿处。主产于四川、山西、陕西、云南、贵州等地。

**【采收加工】**

夏、秋二季采收。除去杂质，晒干，切段生用。

**【性味归经】**

甘、咸，微寒。归肝、胆、肾、膀胱经。

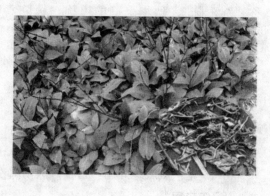

**【功效主治】**

利湿退黄，利尿通淋，解毒消肿。用于湿热黄疸，胆胀胁痛，石淋，热淋，小便涩痛，痈肿疔疮，蛇虫咬伤。

**【用量用法】**

15～60克，煎服。鲜品加倍。外用：适量。

**【配伍应用】**

①湿热黄疸：与虎杖、栀子、茵陈蒿等同用。

②石淋，热淋：可单用大剂量金钱草煎汤代茶饮；或与鸡内金、海金沙、滑石等同用。

③热淋：与蓄、车前子等同用。

**【使用注意】**

凡阴疽诸毒、脾虚泄泻者，忌捣汁生服。

## 虎杖

**【来源】**

为蓼科植物虎杖的干燥根茎和根。

**【植物特征】**

多年生灌木状草本，无毛，高 1~1.5 米，根状茎横走，木质化，外皮黄褐色，茎直立，丛生，中空，表面散生红色或紫红色斑点。叶片宽卵状椭圆形或卵形，顶端急尖，基部圆形或阔楔形，托叶鞘褐色，早落。花单性，雌雄异株，圆锥花序腋生；花梗细长，中部有关节。瘦果椭圆形，有 3 棱，黑褐色，光亮。

**【生境分布】**

生长于疏松肥沃的土壤，喜温和湿润气候，耐寒、耐涝。我国大部分地区均产。

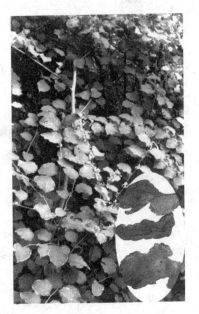

**【采收加工】**

春、秋二季采挖，除去须根，洗净，趁新鲜切短段或厚片，晒干。生用或鲜用。

**【性味归经】**

微苦，微寒。归肝、胆、肺经。

**【功效主治】**

利湿退黄，清热解毒，散瘀止痛，止咳化痰。用于湿热黄疸，淋浊，带下，风湿痹痛，痈肿疮毒，水火烫伤，经闭，瘕，跌打损伤，肺热咳嗽。

**【用量用法】**

9~15 克，煎服。外用：适量，制成煎液或油膏涂敷。

**【配伍应用】**

①湿热黄疸，淋浊，带下：可单用本品煎服即效；亦可与黄柏、茵陈、栀子配伍。

②湿热蕴结膀胱之小便涩痛，淋浊带下等：单用即效，如《姚僧垣集验方》以此为末，米饮送下。

③水火烫伤，痈肿疮毒，毒蛇咬伤：若水火烫伤而致肤腠灼痛或溃后流黄水者，单用研末，香油调敷，亦可与地榆、冰片共研末，调油敷患处；若湿毒蕴结肌肤所致痈肿疮毒，以虎杖根烧灰贴，或煎汤洗患处；若治毒蛇咬伤，可取鲜品捣烂敷患处，亦可煎浓汤内服。

【使用注意】

孕妇忌服。


# 垂盆草

【来源】

为景天科植物垂盆草的新鲜或干燥全草。

【植物特征】

多年生肉质草本，不育枝匍匐生根，结实枝直立，长10~20厘米。叶3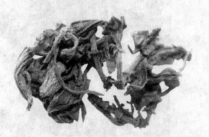片轮生，倒披针形至长圆形，长15~25毫米，宽3~5毫米，顶端尖，基部渐狭，全缘。聚伞花序疏松，常3~5分枝；花淡黄色，无梗；萼片5，阔披针形至长圆形，长3.5~5毫米，顶端稍钝；花瓣5，披针形至长圆形，长5~8毫米，顶端外侧有长尖头；雄蕊10，较花瓣短；心皮5，稍开展。种子细小，卵圆形，无翅，表面有乳头突起。花期5~6月，果期7~8月。

【生境分布】

生长于山坡岩石上或栽培。全国各地均有分布。均为野生。

【采收加工】

夏、秋二季采收，除去杂质。鲜用或干燥。

【性味归经】

甘、淡，凉。归肝、胆、小肠经。

【功效主治】

利湿退黄，清热解毒。用于湿热黄疸，小便不利，痈肿疮疡。

【用量用法】

15～30克，煎服。

【配伍应用】

①湿热黄疸：与虎杖、茵陈等同用。

②痈肿疮疡：可单用内服或外敷；或配野菊花、紫花地丁、半边莲等药同用。

③咽喉肿痛：与山豆根同用。

④烫伤，烧伤：可鲜品捣汁外涂。

【使用注意】

脾胃虚寒者慎服。

# 鸡骨草

【来源】

为豆科植物广州相思的干燥全株。

【植物特征】

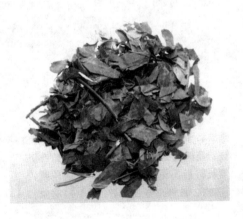

木质小藤本，多年生，具有无限生长习性，一年生株高80～160厘米左右。偶数羽状复叶对生，小叶表皮膜质，两面叶，上表皮光滑，被伏少绒毛，颜色较下表皮深，下表皮有许多乳白色绒毛。总状花序腋生，花小，蝶形花冠水红色或淡紫红色。荚果长月形，扁平，先端有喙，被稀疏白色糙伏毛，成熟时呈黄色。

【生境分布】

生长于丘陵地或山间、路旁灌丛中，常栽培于村边。主产于广西、广东等地。

【采收加工】

全年均可采挖，除去泥沙，干燥。除去杂质及夹果（种子有毒），切段，生用。

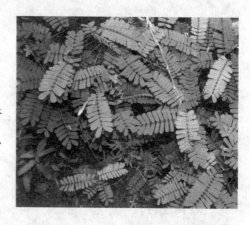

**【性味归经】**

甘、微苦，凉。归肝、胃经。

**【功效主治】**

清热解毒，舒肝止痛。用于黄疸，胁肋不舒，胃脘胀痛；急、慢性肝炎，乳腺炎。

**【用量用法】**

15~30克，煎服。

**【配伍应用】**

①肝胆湿热郁蒸引起的黄疸：可单味使用，或与地耳草、茵陈等药配伍，以加强清热解毒，利湿退黄作用。

②乳痈：可用本品鲜叶捣烂外敷。

③胁肋不舒，胃脘胀痛：常与两面针同用。

**【使用注意】**

凡虚寒体弱者慎用。

# 第六章　温里药

## 肉桂

【来源】

为樟科植物肉桂的干燥树皮。

【植物特征】

常绿乔木，树皮灰褐色，幼枝多有 4 棱。叶互生，叶片革质长椭圆形或近披针形，先端尖，基部钝，全缘，3 出脉于背面明显隆起。圆锥花序腋生或近顶生，花小白色，花被 6 片，能育雄蕊 9，子房上位，胚珠 1 枚。浆果椭圆形，长 1 厘米，黑紫色，基部有浅杯状宿存花被。

【生境分布】

主产于云南、广西、广东、福建等地。

【采收加工】

多于秋季剥取，刮去栓皮，阴干。因剥取部位及品质的不同而加工成多种规格，常见的有企边桂、板桂、油板桂等。生用。

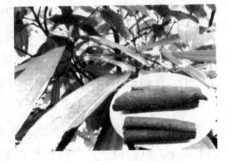

【性味归经】

辛、甘，大热。归肾、脾、心、肝经。

【功效主治】

补火助阳，引火归元，散寒止痛，温通经脉。用于阳痿宫冷，腰膝冷痛，肾虚作喘，虚阳上浮，眩晕目赤，心腹冷痛，虚寒吐泻，寒疝腹痛，痛经经闭。

【用量用法】

1~5克，煎服。宜后下或服；研末冲服，每次1~2克。

【配伍应用】

①肾阳不足，命门火衰的阳痿宫冷，腰膝冷痛，夜尿频多，滑精遗尿等：常配熟地黄、附子、山茱萸等，如肾气丸（《金匮要略》）、右归饮（《景岳全书》）。

②寒邪内侵或脾胃虚寒的脘腹冷痛：可单用研末，酒煎服；或与干姜、荜茇、高良姜等同用，如大已寒丸（《和剂局方》）。

③冲任虚寒，寒凝血滞的闭经、痛经等证：与川芎、当归、小茴香等同用，如少腹逐瘀汤（《医林改错》）。

【使用注意】

阴虚火旺，里有实热，血热妄行出血及孕妇忌用。畏赤石脂。


# 吴茱萸

【来源】

为芸香科植物吴茱萸、石虎或疏毛吴茱萸的干燥近成熟果实。

【植物特征】

灌木或小乔木，全株具臭气，幼枝、叶轴及花序轴均被锈色长柔毛。叶对生，单数羽状复叶，小叶5~9，椭圆形至卵形，全缘或有微小钝锯齿，两面均密被长柔毛，有粗大腺点。花单性，雌雄异株；聚伞状圆锥花序顶生，花白色，5数。果，成熟时紫红色，表面有粗大的腺点；每心皮具种子1枚。果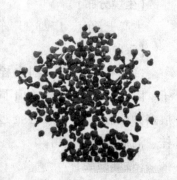实略呈扁球形，直径2~5毫米。表面绿黑色或暗黄绿色，粗糙，有多数凹下细小油点，顶平，中间有凹窝及5条小裂缝，有的裂成5瓣。基部有花萼及短果柄，果柄密生毛茸。

【生境分布】

生长于温暖地带路旁、山地或疏林下。主产于长江流域以南各地。多为栽培。

【采收加工】

8~11 月果实尚未开裂时，剪下果枝，晒干或低温干燥，除去枝、叶、果梗等杂质。用甘草汤制过应用。

【性味归经】

辛、苦，热。有小毒。归肝、脾、胃、肾经。

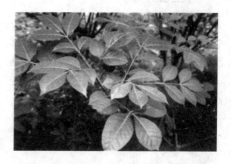

【功效主治】

散寒止痛，降逆止呕，助阳止泻。用于厥阴头痛，寒疝腹痛，寒湿脚气，经行腹痛，脘腹胀痛，呕吐吞酸，五更泄泻。

【用量用法】

2~5 克，煎服。外用：适量。

【配伍应用】

①厥阴头痛，干呕吐涎沫，苔白脉迟等：每与人参、生姜等同用，如吴茱萸汤（《伤寒论》）。

②寒疝腹痛：与小茴香、木香、川楝子等配伍，如导气汤（《医方简义》）。

③冲任虚寒，瘀血阻滞之痛经：与桂枝、川芎、当归等同用，如温经汤（《金匮要略》）。

【使用注意】

本品辛热燥烈，易耗气动火，故不宜多用、久服。阴虚有热者忌用。


## 小茴香

【来源】

为伞形科植物茴香的干燥成熟果实。

【植物特征】

多年生草本，高 1~2 米，全株有香气。茎直立，有纵棱。叶互生，3~4 回羽状全裂，裂片丝状线形；叶柄基部鞘状抱茎。复伞形态序顶生；花小、黄色。双悬果，每分果有 5 纵棱。本品呈小圆柱形，两端稍尖，长3~5毫米，径2毫米左右，基部有时带细长的小果柄，顶端有黄褐色柱头残基，新品黄绿色至棕色，陈品为棕黄色。分果容易分离，背面有5条略相等的果棱，腹面稍平；横切面略呈五角形。

**【生境分布】**

全国各地均有栽培。主产于山西、内蒙古、甘肃、辽宁等地。

**【采收加工】**

秋季果实初熟时采割植株，晒干，打下果实，除去杂质。生用或盐水炙用。

**【性味归经】**

辛，温。归肝、肾、脾、胃经。

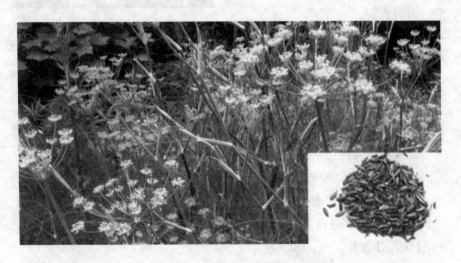

**【功效主治】**

散寒止痛，理气和胃。用于寒疝腹痛，睾丸偏坠，痛经，少腹冷痛，脘腹胀痛，食少吐泻。盐小茴香暖肾散寒止痛。

**【用量用法】**

3~6克，煎服。外用：适量。

**【配伍应用】**

①寒疝腹痛：与青皮、乌药、高良姜等配伍，如天台乌药散（《医学发明》）。亦可用本品炒热，布裹温熨腹部。

②肝气郁滞，睾丸偏坠胀痛：与山楂、橘核等同用，如香橘散（《张氏医通》）。

③肝经受寒之少腹冷痛，或冲任虚寒之痛经：与当归、川芎、肉桂等同用。

**【使用注意】**

阴虚火旺者慎用。

# 高良姜

**【来源】**

为姜科植物高良姜的干燥根茎。

**【植物特征】**

多年生草本，高 30~110 厘米，根茎棕红色或紫红色。叶互生，叶片线状披针形，先端渐尖或尾尖，基部渐窄，全缘或具不明显的疏钝齿，两面颏净；叶鞘开放抱茎，叶舌膜质，长达 3 厘米，棕色。总状花序顶生，花序轴被绒毛，小苞片极小，花萼先

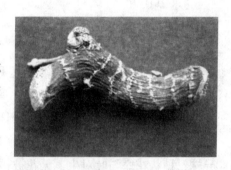

端不规则 3 浅圆裂，外被短毛；花冠管漏斗状。蒴果球形，不开裂，被绒毛，熟时橙红色。

**【生境分布】**

生长于山坡、旷野的草地或灌木丛中。主产于广东、海南、广西、云南等地。

**【采收加工】**

夏末秋初采挖生长 4~6 年的根茎，除去地上茎、须根及残留鳞片，洗净，切段，晒干。生用。

**【性味归经】**

辛，热。归脾、胃经。

**【功效主治】**

温中止呕，散寒止痛。用于脘腹冷痛，胃寒呕吐，嗳气吞酸。

**【用量用法】**

3~6 克，煎服。研末服，每次 3 克。

【配伍应用】

①胃寒冷痛：每与炮姜相须为用，如二姜丸（《和剂局方》）。

②胃寒肝郁，脘腹胀痛：多与香附合用，如良附丸（《良方集腋》）。

③胃寒呕吐：与生姜、半夏等同用。

【使用注意】

阴虚有热者忌服。

# 荜茇

【来源】

为胡椒科植物荜茇的干燥近成熟或成熟果穗。

【植物特征】

本植物为多年生攀援藤本，茎下部匍匐，枝有粗纵棱，幼时密被粉状短柔毛。单叶互生，叶柄长短不等，下部叶柄最长，顶端近无柄，中部长 1~2 厘米，密被毛；叶片卵圆形或卵状长圆形，长 5~10 厘米，基部心形，全缘，脉 5~7 条，两面脉上被短柔毛，下面密而显著。花单性异株，穗状花序与叶对生，无花被；雄花序长约 5 厘米，直径 3 毫米，花小，苞片 1，雄蕊 2；雌花序长约 2 厘米，于果期延长，花的直径不及 1 毫米，子房上位，下部与花序轴合生，无花柱，柱头 3。浆果卵形，基部嵌于花序轴并与之结合，顶端有脐状突起。果穗圆柱状，有的略弯曲，长 2~4.5 厘米，直径 5~8 毫米。果穗柄长 1~1.5 厘米，多已脱落。果穗表面黄褐色，由多数细小浆果紧密交错排列聚集而成。小果部分陷于花序轴并与之结合，上端钝圆，顶部残存柱头呈脐状突起，小果略呈球形，被苞片，直径 1~2 毫米。

【生境分布】

生长于海拔约 600 米的疏林中。进口荜茇主产于印度尼西亚、菲律宾、越南等国。我国云南、海南等地有产。

【采收加工】

9~10 月间果穗由绿变黑时采收，除去杂质，晒干。生用。

【性味归经】

辛，热。归胃、大肠经。

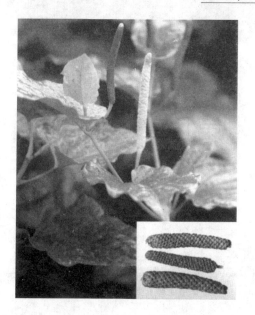

【功效主治】

温中散寒，下气止痛。用于脘腹冷痛，呕吐，泄泻，寒凝气滞，胸痹心痛，头痛，牙痛。

【用量用法】

1~3 克，煎服。外用：适量。

【配伍应用】

①胃寒脘腹冷痛、呕吐、呃逆、泄泻等：与厚朴、干姜、附子等配伍，如荜茇丸（《圣济总录》）。

②脾胃虚寒之腹痛冷泻：与干姜、白术、肉豆蔻等同用，如荜茇散（《圣济总录》）。

③龋齿疼痛：以本品配胡椒研末，填塞龋齿孔中。

【使用注意】

实热及阴虚火旺者禁服。

# 第七章 理气药

## 陈皮

**【来源】**

为芸香科植物橘及其栽培变种的干燥成熟果皮。药材分为"陈皮"和"广陈皮"。

**【植物特征】**

有刺小乔木。叶互生；革质，卵状披针形，常为单身复叶，叶翼往往较小或不明显。花两性，黄白色，辐射对称；单生或簇生于叶腋，花萼5裂；花瓣5；雄蕊15或更多，花丝常相互连合；子房8~15室。果实为柑果，成熟时橙红色按产地加工不同，商品以广东产者为广陈皮，其他地区产者为陈皮。

**【生境分布】**

生长于丘陵、低山地带、江河湖泊沿岸或平原。全国各产橘区均产。

**【采收加工】**

秋末冬初果实成熟时采收果皮，晒干或低温干燥。以陈久者为佳，故称陈皮。产广东新会者称新会皮、广陈皮。切丝，生用。

**【性味归经】**

辛、苦，温。归肺、脾经。

**【功效主治】**

理气健脾，燥湿化痰。用于胸脘胀满，食少吐泻，咳嗽痰多。

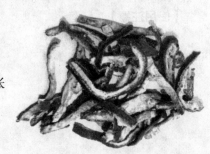

**【用量用法】**

3~10克，煎服。

**【配伍应用】**

①中焦寒湿脾胃气滞，脘腹胀痛、恶心呕吐、泄泻等：常与厚朴、苍术等同用，如平胃散（《和剂局方》）。

②食积气滞，脘腹胀痛：可配神曲、山楂等同用，如保和丸（《丹溪心法》）。

③外感风寒，内伤湿滞之腹痛、呕吐、泄泻：可配苏叶、藿香等同用，如藿香正气散（《和剂局方》）。

④脾胃寒冷，呕吐不止：可配甘草、生姜同用，如姜橘汤（《活幼心书》）。

**【使用注意】**

本品苦燥性温，内有实热或阴虚燥咳、吐血者慎服。

# 青皮

**【来源】**

为芸香科植物橘及其栽培变种的干燥幼果或未成熟果实的干燥果皮。

**【植物特征】**

常绿小乔木或灌木，高约 3 米；枝柔弱，通常有刺。叶互生，革质，披针形至卵状披针形，长 5.5~8 厘米，宽 2.9~4 厘米，顶端渐尖，基部楔形，全缘或具细钝齿；叶柄细长，翅不明显。花小，黄白色，单生喔簇生于叶腋；萼片 5；花瓣 5；雄蕊 18~24，花丝常 3~5 枚合生；子房 9

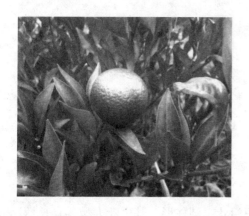
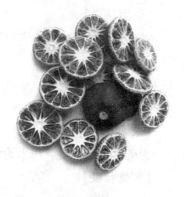

~15室。柑果扁球形，直径 5~7 厘米，橙黄色或淡红黄色，果皮疏松，肉瓣极易分离。

**【生境分布】**

栽培于丘陵、低山地带、江河湖泊沿岸或平原。产地同陈皮，主产于广东、福建、四川、浙江、江西等地。

**【采收加工】**

5~6 月间收集自落的幼果，晒干，称为"个青皮"，7~8 月间采收未成熟的果实，在果皮上纵剖成四瓣至基部，除尽瓤瓣，晒干，习称"四花青皮"。生用或醋炙用。

**【性味归经】**

苦、辛，温。归肝、胆、胃经。

**【功效主治】**

疏肝破气，消积化滞。用于胸胁胀痛，疝气疼痛，乳癖，乳痈，食积气滞，脘腹疼痛。

**【用量用法】**

3~10 克，煎服。醋炙疏肝止痛力强。

**【配伍应用】**

①肝郁胸胁胀痛：常配柴胡、香附、郁金等。

②乳房胀痛或结块：常配柴胡、橘叶、浙贝母等。

③乳痈肿痛：常配瓜蒌皮、蒲公英、金银花等。

④寒疝疼痛：与乌药、木香、小茴香等同用，如天台乌药散（《医学发明》）。

**【使用注意】**

青皮性烈破气，气虚者慎服。

# 木香

**【来源】**

为菊科植物木香、川木香的干燥根。

**【植物特征】**

多年生草本，高 1~2 米。主根粗壮，圆柱形。基生叶大型，具长柄，

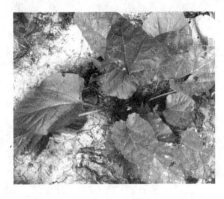

叶片三角状卵形或长三角形，基部心形，边缘具不规则的浅裂或呈波状，疏生短刺；基部下延成不规则分裂的翼，叶面被短柔毛；茎生叶较小呈广椭圆形。头状花序 2~3 个丛生于茎顶，叶生者单一，总苞由 10 余层线状披针形的薄片组成，先端刺状；花全为管状花。瘦果线形，有棱，上端着生一轮黄色直立的羽状冠毛。

**【生境分布】**

生长于高山草地和灌木丛中。木香产于印度、巴基斯坦、缅甸者，称为广木香，现我国已栽培成功。主产于云南、广西者，称为云木香；主产于四川、西藏等地者称川木香。

**【采收加工】**

秋、冬二季采挖，除去泥沙及须根，切段，大的再纵剖成瓣，干燥后撞去粗皮。生用或煨用。

**【性味归经】**

辛、苦，温。归脾、胃、大肠、三焦、胆经。

**【功效主治】**

行气止痛，健脾消食。用于胸胁、脘腹胀痛，泻痢后重，食积不消，不思饮食。

**【用量用法】**

3~6 克，煎服。生用行气力强，煨用行气力缓而实肠止泻，用于泄泻腹痛。

**【配伍应用】**

①脾胃气滞，脘腹胀痛：可单用本品或配藿香、砂仁等同用，如木香调气散（《张氏医通》）。

②脾虚气滞，脘腹胀满、食少便溏：与白术、党参、陈皮等同用，如香砂六君子汤（《时方歌括》）、健脾丸（《证治准绳》）。

③寒凝气滞心痛：与姜黄、赤芍、丁香等同用，如二香散（《经验良方》）。

**【使用注意】**

阴虚、津亏、火旺者慎服。

# 川楝子

**【来源】**

为楝科植物川楝的干燥成熟果实。

**【植物特征】**

落叶乔木，高达 10 米。树皮灰褐色，小枝灰黄色。2 回羽状复叶互生，总叶柄长 5~12 厘米。圆锥花序腋生，花瓣淡紫色。核果圆形或长圆形，直径约 3 厘米，黄色或栗棕色。

**【生境分布】**

生长于丘陵、田边；有栽培。主产于四川、云南等地。

**【采收加工】**

冬季果实成熟时采收，除去杂质，干燥。用时打碎。生用或炒用。

**【性味归经】**

苦，寒。有小毒。归肝、小肠、膀胱经。

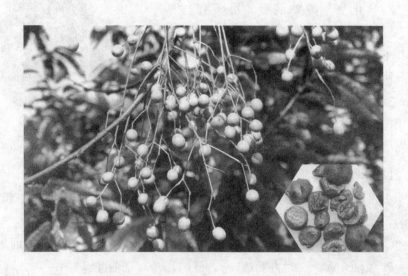

【功效主治】

疏肝泄热，行气止痛，杀虫。用于肝郁化火，胸胁、脘腹胀痛，疝气疼痛，虫积腹痛。

【用量用法】

5~10克，煎服。外用：适量，研末调涂。炒用寒性减低。

【配伍应用】

①肝郁气滞或肝郁化火胸腹诸痛：与延胡索配伍，如金铃子散（《素问病机气宜保命集》）。

②肝胃气痛：与延胡索同用；或以金铃子散与四逆散合用。

③疝气痛：配香附、延胡索、橘核等同用。

④头癣、秃疮：本品焙黄研末，以油调膏，外涂。

【使用注意】

本品有毒，不宜过量或持续服用，以免中毒。又因性寒，脾胃虚寒者慎用。


# 荔枝核

【来源】

为无患子科植物荔枝的干燥成熟种子。

【植物特征】

常绿乔木，高达10米；树冠广阔，枝多拗曲。羽状复叶，互生；小叶2~4对，革质而亮绿，长椭圆形至长圆状披针形，先端渐尖，基部楔形而稍斜，全缘，新叶橙红色。圆锥花序顶生，花小，杂性，青白色或淡黄色。核果球形或卵形，直径约3 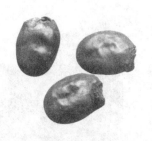 厘米，外果皮革质，有瘤状突起，熟时赤色。种子矩圆形，褐色而明亮，假种皮肉质，白色，半透明，与种子极易分离。花期2~3月，果期6~7月。

【生境分布】

多栽培于果园。主产于广东、广西、福建、台湾、四川等地。

**【采收加工】**

夏季采摘成熟果实，除去果皮及肉质假种皮，洗净，晒干。生用或盐水炙用。用时打碎。

**【性味归经】**

甘、微苦，温。归肝、肾经。

**【功效主治】**

行气散结，祛寒止痛。用于寒疝腹痛，睾丸肿痛。

**【用量用法】**

5~10克，煎服。或入丸、散剂。

**【配伍应用】**

①寒凝气滞之疝气痛、睾丸肿痛：与青皮、小茴香等同用，如荔核散（《世医得效方》）；或与小茴香、吴茱萸、橘核等同用，如疝气内消丸（《北京市中药成方选集》）；若睾丸肿痛属湿热者，可配川楝子、龙胆草、大黄等同用。

②肝气郁结、肝胃不和之胃脘久痛：可与木香研末服，如荔香散（《景岳全书》）。

③肝郁气滞血瘀之痛经及产后腹痛：可与香附研末服，如蠲痛散（《妇人良方》）；或酌加当归、川芎、益母草等同用，疗效更好。

**【使用注意】**

无寒湿气滞者慎服。

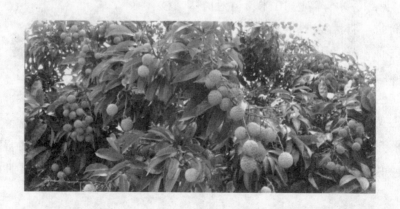

# 佛手

**【来源】**

为芸香科植物佛手的干燥果实。

**【植物特征】**

为芸香科常绿小乔木，花有白、红、紫三色。白花素洁，红花沉稳，紫花淡雅。叶色泽苍翠，四季常青。果实色泽金黄，香气浓郁，形状奇特似手。

**【生境分布】**

生长于果园或庭院中。主产于广东、四川及福建；次产广西、云南、浙江及江西等地。

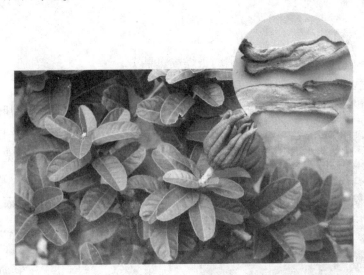

**【采收加工】**

秋季果实尚未变黄或刚变黄时采收，纵切成薄片，晒干或低温干燥。生用。

**【性味归经】**

辛、苦、酸，温。归肝、脾、胃、肺经。

**【功效主治】**

疏肝理气，和胃止痛，燥湿化痰。用于肝胃气滞，胸胁胀痛，胃脘痞满，食少呕吐，咳嗽痰多。

**【用量用法】**

3~10克，煎服。

**【配伍应用】**

①肝郁气滞及肝胃不和之胸胁胀痛，脘腹痞满等：与香附、柴胡、郁金等同用。

②脾胃气滞之脘腹胀痛、呕恶食少等：与香附、木香、砂仁等同用。

③咳嗽日久痰多，胸膺作痛者：与瓜蒌皮、丝瓜络、陈皮等配伍。

**【使用注意】**

阴虚有火，无气滞者慎服。

## 香橼

**【来源】**

为芸香科植物枸橼或香圆的干燥成熟果实。

**【植物特征】**

枸橼：常绿小乔木，高2米左右。枝具短而硬的刺，嫩枝幼时紫红色，叶大，互生，革质；叶片长圆形或长椭圆形，长8~15厘米，宽3.5~6.5厘米，先端钝或钝短尖，基部阔楔形，边缘有锯齿；叶柄短而无翼，无节或节不明显。短总状花序，顶生及腋生，花3~10朵丛生，有两性花及雄花之分，萼片5，合生如浅杯状，上端5浅裂；花瓣5，肉质，白色，外面淡紫色；雄蕊约30；雌蕊1，子房上部渐狭，花柱有时宿存。柑果长椭圆形或卵圆形，果顶有乳状突起，长径10~25厘米，横径5~10厘米，熟时柠檬黄色，果皮粗厚而芳香，瓤囊细小，12~16瓣，果汁黄

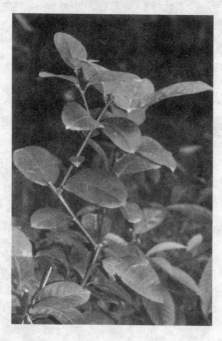

色，味极酸而苦；种子 10 枚左右，卵圆形，子叶白色。花期 4 月，果期 8~9 月。

香橼：常绿乔木，高 4~6 米。茎枝光滑无毛，无短刺。叶互生，革质，具腺点，叶片长椭圆形，长 6~12 厘米，宽 2~4.5 厘米，两端渐尖，全缘或有波状锯齿，上面深绿色，下面淡绿色；叶柄具阔翼，长 0.8~2.5 厘米，宽 0.5~1.5 厘米。花单生或簇生，有时成总状花序，芳香；花萼盆状，5 裂，裂片三角形；花瓣 5，

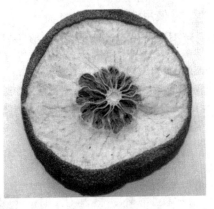

白色，矩圆状倒卵形，表面有阴显的脉纹；雄蕊在 25 以上，着生于花盘的四周，花丝结合；子房上位，扁圆形，10~12 室，每室有胚珠数枚，花柱圆柱形，柱头头状。柑果圆形，成熟时橙黄色，表面特别粗糙，果汁无色，味酸苦。花期 4~5 月，果期 10~11 月。

【生境分布】

生长于沙壤土，比较湿润的环境。长江流域及其以南地区均有分布，广东、广西栽培较多。

【采收加工】

秋季果实成熟时采收。趁鲜切片，晒干或低温干燥。香圆亦可整个或对剖两半后，晒干或低温干燥。生用。

【性味归经】

辛、苦、酸，温。归肝、脾、肺经。

【功效主治】

疏肝理气，宽中，化痰。用于肝胃气滞，胸胁胀痛，脘腹痞满，呕吐噫气，痰多咳嗽。

【用量用法】

3~10 克，煎服。

【配伍应用】

①肝郁胸胁胀痛：常配郁金、柴胡、佛手等同用。

②脾胃气滞之脘腹胀痛，嗳气吞酸，呕恶食少：与砂仁、木香、藿

香等同用。

③痰多、咳嗽、胸闷等：常配伍半夏、生姜、茯苓等。

**【使用注意】**

阴虚血燥及孕妇气虚者慎服。

## 玫瑰花

**【来源】**

为蔷薇科植物玫瑰的干燥花蕾。

**【植物特征】**

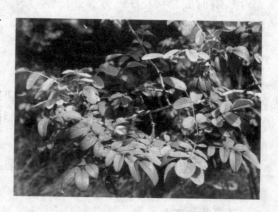

直立灌木，茎丛生，有茎刺。单数羽状复叶互生，椭圆形或椭圆形状倒卵形，先端急尖或圆钝，叶柄和叶轴有绒毛，疏生小茎刺和刺毛。花单生于叶腋或数朵聚生，苞片卵形，边缘有腺毛，花冠鲜艳，紫红色，芳香。

**【生境分布】**

均为栽培。全国各地均产，主产于江苏、浙江、福建、山东、四川等地。

**【采收加工】**

春末夏初花将开放时分批采收，除去花柄及蒂，及时低温干燥。生用。

**【性味归经】**

甘、微苦，温。归肝、脾经。

**【功效主治】**

行气解郁，和血，止痛。用于肝胃气痛，食少呕恶，月经不调，跌仆伤痛。

**【用量用法】**

3~6克，煎服。

【配伍应用】

①肝郁犯胃之胸胁脘腹胀痛，呕恶食少：与佛手、香附、砂仁等配伍。

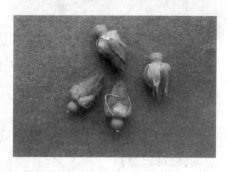

②肝气郁滞之月经不调，经前乳房胀痛：与川芎、当归、白芍等配伍。

③跌打损伤，瘀肿疼痛：与川芎、当归、赤芍等配伍。

【使用注意】

阴虚火旺者慎服。

# 天仙藤

【来源】

为马兜铃科植物马兜铃或北马兜铃的干燥地上部分。

【植物特征】

多年生缠绕草本，基部木质化，全株无毛。根细长，在土下延伸，到处生苗。叶三角状椭圆形至卵状披针形或卵形，顶端短尖或钝，基部两侧有圆形的耳片。花单生于叶腋；花柄长约1厘米，花被管状或喇叭状，略弯斜，基部膨大成球形，中部收缩成管状，缘部卵状披针形，上部暗紫色，下部绿色。

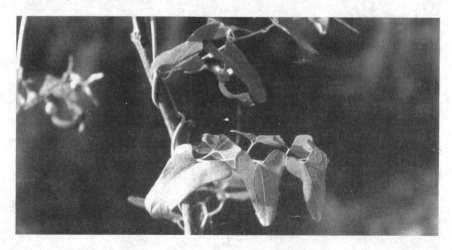

**【生境分布】**

马兜铃生于山谷、沟边阴湿处或山被灌丛中。分布于山东、河南及长江流域以南各地。北马兜铃生于山野林绿，溪流两岸，路旁及山坡灌丛中。分布于东北、华北及陕西、甘肃、宁夏、山东、江西、湖北等地。

**【采收加工】**

秋季采割，除去杂质，晒干，或闷润、切段晒干。生用。

**【性味归经】**

苦，温。归肝、脾、肾经。

**【功效主治】**

行气活血，通络止痛。用于脘腹刺痛，风湿痹痛。

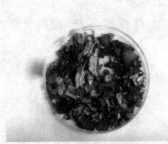

**【用量用法】**

3~6克，煎服。

**【配伍应用】**

①肝胃不和之胃脘痛：可配伍香附、木香、川楝子。

②疝气痛：可与酒共煮服用，如《孙天仁集效方》方；或配伍乌药、青皮、小茴香。

③产后腹痛：可将本品炒焦为末服用；若为血气腹痛，可与生姜、酒同用，如天仙藤散（《普济方》）。

④妊娠水肿：可配陈皮、香附、乌药等同用，如天仙藤散（《妇人良方》）。

**【使用注意】**

体虚者慎服。


## 大腹皮

**【来源】**

为棕榈科植物槟榔的干燥果皮。

**【植物特征】**

树干笔直，圆柱形不分枝，胸径 10~15 厘米，高10~13米以上。茎干有明显的环状叶痕，幼龄树干呈绿色，随树龄的增长逐渐变为灰白色。

叶丛生茎顶，羽状复叶，叶柄三棱形，环包茎干。小叶长披针形，表面平滑无毛。肉穗花序，佛焰苞黄绿色；花单性，雌雄同株，花小而多，约两千余朵；雌花着生于花序小穗基部，花大而少，约250~550朵。坚果，卵圆形；种子1粒，圆锥形。

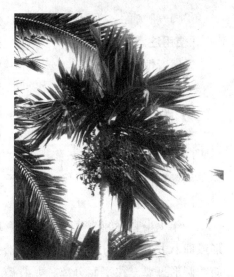

【生境分布】

生长于无低温地区和潮湿疏松肥沃的土壤、高环山梯田。主产于海南。

【采收加工】

冬季至次春采收未成熟的果实，煮后干燥，纵剖两瓣，剥取果皮，习称"大腹皮"；春末至秋初采收成熟果实，煮后干燥，剥取果皮，打松，晒干，习称"大腹毛"。生用。

【性味归经】

辛，微温。归脾、胃、大肠、小肠经。

【功效主治】

行气宽中，行水消肿。用于湿阻气滞，脘腹胀闷，大便不爽，水肿胀满，脚气浮肿，小便不利。

【用量用法】

5~10克，煎服。

【配伍应用】

①食积气滞之脘腹痞胀，嗳气吞酸、大便秘结或泻而不爽：与麦芽、山楂、枳实等同用。

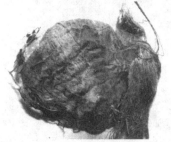

②湿阻气滞之脘腹胀满：与藿香、厚朴、陈皮等同用。

③水湿外溢，皮肤水肿，小便不利：与五加皮、茯苓皮等同用，如五皮饮（《麻科活人全书》）。

④脚气肿痛，二便不通：与木通、桑白皮、牵牛子等同用。

【使用注意】

气虚者慎用。

# 刀豆

【来源】

为豆科植物刀豆的干燥成熟种子。

【植物特征】

一年生半直立缠绕草本，高 60～100 厘米。3 出复叶互生，小叶阔卵形或卵状长椭圆形。总状花序腋生，花萼唇形，花冠蝶形，淡红紫色，旗瓣圆形，翼瓣狭窄而分离，龙骨瓣弯曲。荚果带形而扁，略弯曲，长可达 30 厘米，边缘有隆脊。种子椭圆形，红色或褐色。

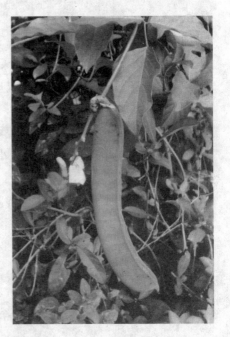

【生境分布】

生长于排水良好、肥沃疏松的土壤。主产于江苏、湖北、安徽、浙江、广西等地。

【采收加工】

秋季种子成熟时采收荚果，剥取种子，晒干。生用。

【性味归经】

甘，温。归胃、肾经。

【功效主治】

温中，下气，止呃。用于虚寒呃逆，呕吐。

【用量用法】

6~9 克，煎服。

【配伍应用】

①中焦虚寒之呕吐、呃逆：与柿蒂、丁香等同用。

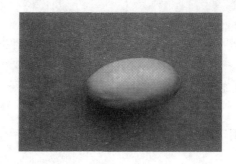

②肾阳虚腰痛：以本品 2 粒，包于猪腰内烧熟食（《重庆草药》）；或配杜仲、桑寄生、牛膝等同用。

**【使用注意】**

胃热盛者慎服。

# 柿蒂

**【来源】**

为柿树科植物柿的干燥宿萼。

**【植物特征】**

落叶大乔木，高达 14 米。树皮深灰色至灰黑色，长方块状开裂；枝开展，有深棕色皮孔，嫩枝有柔毛。单叶互生，叶片卵状椭圆形至倒卵形或近圆形，先端渐尖或钝，基部阔楔形，全缘，上面深绿色，主脉生柔毛，下面淡绿色，有短柔毛，沿脉密被褐色绒毛。花杂性，雄花成聚伞花序，雌花单生叶腋，花冠黄白色，钟形。浆果形状种种，多为卵圆球形，橙黄色或鲜黄色，基部有宿存萼片。种子褐色，椭圆形。

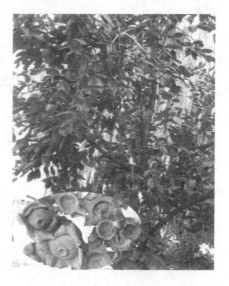

**【生境分布】**

多为栽培种。全国大部分地区均产，主产于河南、山东、福建、河北、山西等地。

**【采收加工】**

冬季果实成熟时采摘或食用时收集，洗净、晒干。生用。

**【性味归经】**

苦、涩，平。归胃经。

**【功效主治】**

降逆下气。用于呃逆。

**【用量用法】**

5~10克，煎服。

**【配伍应用】**

①胃寒呃逆：常配生姜、丁香等同用，如柿蒂汤（《济生方》）。

②虚寒呃逆：常与丁香、人参同用，如丁香柿蒂汤（《症因脉治》）。

③胃热呃逆：配伍竹茹、黄连等同用。

④痰浊内阻之呃逆：配伍半夏、厚朴、陈皮等同用；若命门火衰，元气暴脱，上逆作呃，则须配伍人参、附子、丁香等。

**【使用注意】**

虚劳烦嗽者慎用。

# 第八章 消食药

## 山楂

**【来源】**

为蔷薇科植物山里红或山楂的成熟果实。

**【植物特征】**

落叶乔木，高达7米。小枝紫褐色，老枝灰褐色，枝有刺。单叶互生或多数簇生于短枝先端；叶片宽卵形或三角状卵形，叶片小，分裂较深。叶柄无毛。伞房花序，花白色，萼筒扩钟状。梨果近球形，深红色。

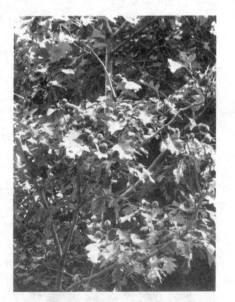

**【生境分布】**

生长于山谷或山地灌木丛中。主产于河南、山东、河北等地，以山东产量大、质佳。多为栽培品。

**【采收加工】**

秋季果实成熟时采收。切片，干燥。生用或炒用。

**【性味归经】**

酸、甘，微温。归脾、胃、肝经。

**【功效主治】**

消食健胃，行气散瘀，化浊降脂。用于肉食积滞，胃脘胀满，泻痢腹痛，瘀血经闭，产后瘀阻，心腹刺痛，胸痹心痛，疝气疼痛，高脂血症。焦山楂消食导滞作用增强。用于肉食积滞，泻痢不爽。

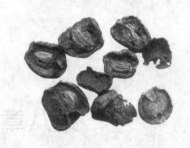

**【用量用法】**

9～12克，煎服。生山楂、炒山楂多用于消食散瘀，焦山楂、山楂炭多用于止泻痢。

**【配伍应用】**

①食肉不消：以单味煎服（《简便方》）；或配神曲、莱菔子等；若配青皮、木香以行气消滞，治积滞脘腹胀痛，如匀气散（《证治准绳》）。

②泻痢腹痛：可单用焦山楂水煎服；或用山楂炭研末服，如（《医钞类编》）方；亦可配槟榔、木香等。

③疝气痛：与荔枝核、橘核等同用。

**【使用注意】**

脾胃虚弱而无积滞者或胃酸分泌过多者均慎用。

# 麦芽

**【来源】**

为禾本科植物大麦的成熟果实经发芽干燥而成。

**【植物特征】**

越年生草本。秆粗壮，光滑无毛，直立，高50～100厘米。叶鞘松弛

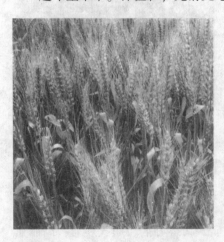

抱茎；两侧有较大的叶耳；叶大麦作物舌膜质，长1～2毫米；叶片扁平，长9～20厘米，宽6～20毫米。穗状花序长3～8厘米（芒除外），径约1.5厘米小穗稠密，每节着生3枚发育的小穗，小穗通常无柄，长1～1.5厘米（芒除外）；颖线状披针形，微具短柔毛，先端延伸成8～14毫米的芒；外稃背部无毛，有5脉，顶端延伸成芳，芒长8～15厘米，边棱具细

刺，内稃与外稃等长。颖果腹面有纵沟或内陷，先端有短柔毛，成熟时与外稃粘着，不易分离，但某些栽培品种容易分离。花期3~4月，果期4~5月。

**【生境分布】**

我国各地普遍栽培。全国各地均可生产。

**【采收加工】**

将大麦洗净，浸泡4~6小时后，捞出，保持适宜温、湿度，待幼芽长至约0.5厘米时，晒干或低温干燥。生用、炒黄或炒焦用。

**【性味归经】**

甘，平。归脾、胃经。

**【功效主治】**

行气消食，健脾开胃，回乳消胀。用于食积不消，脘腹胀痛，脾虚食少，乳汁郁积，乳房胀痛，妇女断乳，肝郁胁痛，肝胃气痛。生麦芽健脾和胃，疏肝行气。用于脾虚食少，乳汁郁积。炒麦芽行气消食回乳。用于食积不消，妇女断乳。焦麦芽消食化滞。用于食积不消，脘腹胀痛。

**【用量用法】**

10~15克，煎服。回乳炒用60克，生麦芽功偏消食健胃；炒麦芽多用于回乳消胀。

**【配伍应用】**

①米面薯芋类积滞不化：与神曲、山楂、鸡内金同用。

②小儿乳食停滞：单用本品煎服或研末服有效。

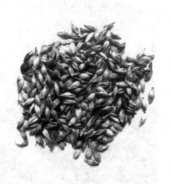

③脾虚食少，食后饱胀：配陈皮、白术同用，如健脾丸（《证治准绳》）。

④妇女断乳：可单用炒麦芽60克，煎服。

**【使用注意】**

哺乳期妇女不宜使用。

## 稻芽

**【来源】**

为禾本科植物稻的成熟果实经发芽干燥而成。

**【植物特征】**

稻为一年生草本。秆高 50~120 厘米，直立，丛生。叶鞘无毛；叶耳新稻芽月形，外侧边缘有纤毛；叶舌硬膜质，披针形，长 8~25 毫米；叶片线形或线状披针形，扁平，长 20~60 厘米，宽 6~20 毫米，表面粗糙，叶脉明显，背面无毛。圆锥花序疏松，成熟时下垂，长 15~25 厘米，分枝具棱角，常粗糙；小穗含 1 两性花，颖上脱节；颖极退化，微小，半月形；退化外稃锥状，长 2~3 毫米，无毛；两性花长圆形或椭圆状长圆形；外稃硬纸质，顶端具喙或芒，散生短糙毛，具 5 脉；内稃硬纸质，顶端具短喙，3 脉；鳞被 2，卵圆形；雄蕊 6，花药丁字着生；子房长圆形，花柱 2，柱头帚刷状。颖果长圆形，具线形种脐，与稃合称谷粒。花期 7~8 月，果期 8~9 月。

**【生境分布】**

栽培于水田中。全国多数地方均可生产，主产南方各省区。

**【采收加工】**

将稻谷用水浸泡后，保持适宜的温、湿度，待须根长至约 1 厘米时，干燥。生用或炒用。

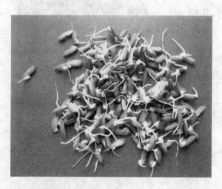

**【性味归经】**

甘，温。归脾、胃经。

**【功效主治】**

和中消食，健脾开胃。用于食积不消，腹胀口臭，脾胃虚弱，不饥食少。炒稻芽偏于消食，用于不饥食少。焦稻芽善化积滞，用于积滞不消。

**【用量用法】**

9~15 克，煎服。生用长于和中；炒用偏于消食。

【配伍应用】

①米面薯芋食滞及脾虚食少：常与麦芽相须为用。

②脾虚食少：与白术、砂仁、炙甘草等同用，如谷神丸（《澹寮方》）。

【使用注意】

胃下垂者忌用。

# 莱菔子

【来源】

为十字花科植物萝卜的成熟种子。

【植物特征】

根肉质。茎高 1 米，多分枝，稍有白粉。基生叶大头状羽裂，侧生裂片 4~6 对，向基部渐缩小，有粗糙毛；茎生叶长圆形至披针形，边缘有锯齿或缺刻，很少全缘。总状花序顶生，花淡紫红色或白色，直径 15~20 毫米。长角果肉质，圆柱形。

【生境分布】

全国各地均有栽培。

【采收加工】

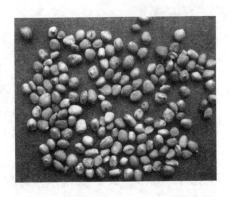

夏季果实成熟时采割植株，晒干，搓出种子，再晒干。生用或炒用，用时捣碎。

【性味归经】

辛、甘，平。归肺、脾、胃经。

【功效主治】

消食除胀，降气化痰。用于饮食停滞，脘腹胀痛，大便秘结，积滞泻痢，痰壅喘咳。

【用量用法】

5~12 克，煎服。炒用消食下气化痰，生用吐风痰。

【配伍应用】

①食积气滞所致的脘腹胀满或疼痛，嗳气吞酸：常与神曲、山楂、

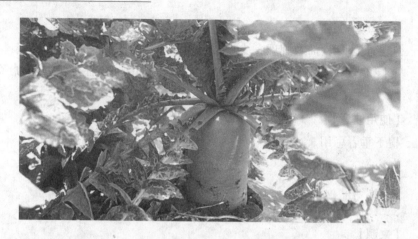

陈皮同用，如保和丸（《丹溪心法》）；若再配白术，可攻补兼施，治疗食积气滞兼脾虚者，如大安丸（《丹溪心法》）。

②咳喘痰壅，胸闷兼食积者：单用本品为末服（《食医心镜》）；或与紫苏子、白芥子同用，如三子养亲汤（《韩氏医通》）。

## 鸡矢藤

### 【来源】

为茜草科植物鸡矢藤或毛鸡矢藤的地上部分及根。

### 【植物特征】

蔓生草本，基部木质，高2~3米，秃净或稍被微毛。叶对生，有柄；叶片近膜质，卵形、椭圆形、矩圆形至披针形，先端短尖或渐尖，基部浑圆或楔尖，两面均秃净或近秃净；叶间托叶三角形，长2~5毫米，脱落。圆锥花序腋生及顶生，扩展，分枝为蝎尾状的聚伞花序；花白紫色，无柄；萼狭钟状，长约3毫米；花冠钟状，花筒长7~10毫米，上端5裂，镊合状排列，内面红紫色，被粉状柔毛；雄蕊5，花丝极短，着生于花冠筒内；子房下位，2室，花柱丝状，2

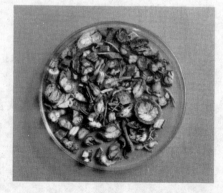

枚，基部愈合。浆果球形，直径 5~7 毫米，成熟时光亮，草黄色。花期秋季。

**【生境分布】**

生长于溪边、河边、路边、林旁及灌木林中，常攀援于其他植物或岩石上。多为野生，也有栽培品。主产于我国南方各省。

**【采收加工】**

夏季采收地上部分，秋冬挖掘根部。洗净，地上部分切段，根部切片，鲜用或晒干。生用。

**【性味归经】**

甘、苦，微寒。归脾、胃、肝、肺经。

**【功效主治】**

消食健胃，化痰止咳，清热解毒，止痛。

**【用量用法】**

15~60 克，煎服。外用：适量，捣敷或煎水洗。

**【配伍应用】**

①食积腹痛、腹泻：可单味煎服或配神曲、山楂等同用。

②脾虚食少，消化不良：配白术、党参、麦芽同用。

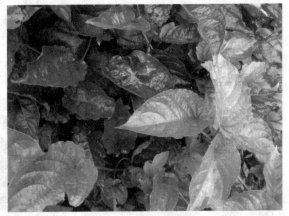

③小儿疳积：用鸡矢藤根与猪小肚炖服（《福建中草药》）。

④热痰咳嗽：单味煎服有效；或配瓜蒌皮、枇杷叶、胆南星等同用。

⑤湿疹，神经性皮炎，皮肤瘙痒等：用本品煎汤外洗或鲜品捣敷。

**【使用注意】**

脾虚无积滞者慎用。

# 第九章　驱虫药

## 使君子

**【来源】**

为使君子科植物使君子的干燥成熟果实。

**【植物特征】**

落叶性藤本灌木，幼时各部有锈色短柔毛。叶对生，长椭圆形至椭圆状披针形，长 5~15 厘米，宽 2~6 厘米，叶成熟后两面的毛逐渐脱落；叶柄下部有关节，叶落后关节下部宿存，坚硬如刺。穗状花顶生，花芳香两性；萼筒延长成管状。果实橄榄状，有 5 棱。

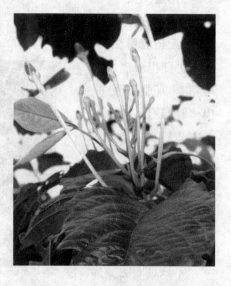

**【生境分布】**

生长于山坡、平地、路旁等向阳灌木丛中，亦有栽培。主产于四川、福建、广东、广西等地。

**【采收加工】**

9~10 月果皮变紫黑时采收，晒干，去壳，取种仁生用或炒香用。

**【性味归经】**

甘，温。归脾、胃经。

**【功效主治】**

杀虫消积。用于蛔虫、蛲虫病，虫积腹痛，小儿疳积。

【用量用法】

使君子9~12克，捣碎入煎剂；使君子仁6~9克，多入丸散用或单用，作1~2次分服。小儿每岁1~1.5粒，炒香嚼服，1日总量不超过20粒。

【配伍应用】

①蛔虫病：轻证单用本品炒香嚼服；重证可与槟榔、楝皮等同用，如使君子散（《证治准绳》）。

②蛲虫：与槟榔、百部、大黄等同用。

③小儿疳积面色萎黄、形瘦腹大、腹痛有虫者：常与神曲、槟榔、麦芽等配伍，如肥儿丸（《医宗金鉴》）。

④小儿五疳，心腹膨胀，不进饮食：与陈皮、厚朴、川芎等同用，如使君子丸（《和剂局方》）。

【使用注意】

大量服用可致呃逆、眩晕、呕吐、腹泻等反应。若与热茶同服，亦能引起呃逆、腹泻，故服用时当忌饮茶。

## 槟榔

【来源】

为棕榈科植物槟榔的干燥成熟种子。

【植物特征】

羽状复叶，丛生于茎顶，长达2米，光滑无毛，小叶线形或线状披针形，先端渐尖，或不规则齿裂。肉穗花序生于叶鞘束下，多分枝，排成圆锥形花序式，外有佛焰苞状大苞片，花后脱落；花单性，雌雄同株，雄花小，着生于小穗顶端。坚果卵圆形或长椭圆形，有宿存的花被片，熟时橙红色或深红色。

【生境分布】

生长于阳光较充足的林间或林边。主产于海南、福建、云南、广西、台湾等地。

**【采收加工】**

春末至秋初采收成熟果实，用水煮后，干燥，除去果皮，取出种子，晒干。浸透切片或捣碎用。

**【性味归经】**

苦、辛，温。归胃、大肠经。

**【功效主治】**

杀虫，消积，行气，利水，截疟。用于绦虫病，蛔虫病，姜片虫病，虫积腹痛，积滞泻痢，里急后重，水肿脚气，疟疾。

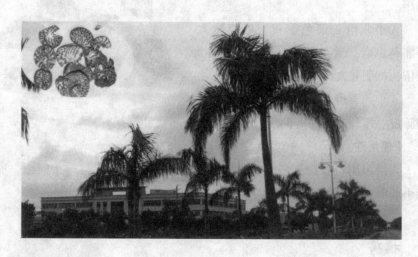

**【用量用法】**

3～10克，煎服。驱绦虫、姜片虫 30～60 克，生用力佳，炒用力缓；鲜者优于陈久者。

**【配伍应用】**

①绦虫证：可单用（《千金方》）；亦可与木香同用，如圣功散（《证治准绳》），多与南瓜子同用，其杀绦虫疗效更佳。

②蛔虫病、蛲虫病：与苦楝皮、使君子同用。

③姜片虫病：与甘草、乌梅配伍。

**【使用注意】**

脾虚便溏或气虚下陷者忌用；孕妇慎用。

## 鹤虱

**【来源】**

为菊科植物天名精或伞形科植物野胡萝卜的干燥成熟果实。

**【植物特征】**

一年生或越年生草本，茎直立，高 20~50 厘米，多分枝，有粗糙毛。叶互生，无柄或基部的叶有短柄，叶片倒披针状条形或条形，有紧贴的细糙毛。先短钝，基部渐狭，全缘或略显波状。花序顶生，苞片披针状条形，花生于苞腋的外侧，有短梗，花冠淡蓝色，较萼稍长。小坚果，卵形，褐色，有小疣状突起，边沿有 2~3 行不等长的锚状刺。

**【生境分布】**

生长于山野草丛中，主产于华北各地，称"北鹤虱"，为本草书籍所记载的正品；生长于路旁、山沟、溪边、荒地等处，主产于江苏、浙江、安徽、湖北、四川等地，称"南鹤虱"。

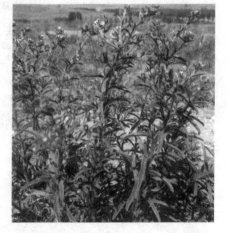

**【采收加工】**

秋季果实成熟时采收，晒干。生用或炒用。

**【性味归经】**

苦、辛，平。有小毒。归脾、胃经。

**【功效主治】**

杀虫消积。用于蛔虫病，蛲虫病，绦虫病，虫积腹痛，小儿疳积。

**【用量用法】**

3~9 克，煎服，或入丸、散。外用：适量。

**【配伍应用】**

①杀蛔虫、蛲虫：单用本品作散剂服（《新修本草》）。

②蛔咬痛：单用本品十两，捣筛为蜜丸，桐子大，以蜜汤空腹吞四十丸，日增至五十丸（《千金方》）。

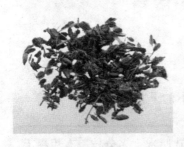

③虫痛发作时，口吐清水等证：与楝实、白矾、胡椒粉、槟榔等同用，如安虫散（《小儿药证直诀》）。

**【使用注意】**

本品有小毒，服后可有头晕、恶心、耳鸣、腹痛等反应，故孕妇、腹泻者忌用；又南鹤虱有抗生育作用，孕妇忌用。

## 榧子

**【来源】**

为红豆杉科植物榧的干燥成熟种子。

**【植物特征】**

常绿乔木，高达25米，树皮灰褐色，枝开张，小枝无毛。叶呈假二列状排列，线状披针形，愈向上部愈狭，先端突刺尖，基部几成圆形，全缘，质坚硬，上面暗黄绿色，有光泽，下面淡绿色，中肋显明，在其两侧各有一条凹下黄白色的气孔带。花单性，通常雌雄异株；雄花序椭圆形至矩圆形，具总花梗。种子核果状、矩状椭圆形或倒卵状长圆形，长2~3厘米，先端有小短尖，红褐色，有不规则的纵沟，胚乳内缩或微内缩。

**【生境分布】**

生长于山坡，野生或栽培。主产于安徽、福建、江苏、浙江、湖南、湖北等地。

**【采收加工】**

秋季种子成熟时采收，除去肉质假种皮，洗净，晒干。生用或炒用。

**【性味归经】**

甘，平。归肺、胃、大肠经。

**【功效主治】**

杀虫消积，润肺止咳，润肠通便。用于钩虫病，蛔虫病，绦虫病，虫积腹痛，小儿疳积，肺燥咳嗽，大便秘结。

**【用量用法】**

9~15克，煎服。炒熟嚼服，每次15克。

【配伍应用】

①蛔虫病：与苦楝皮、使君子同用。

②钩虫病：单用或与贯众、槟榔同用。

③绦虫病：与槟榔、南瓜子同用。

④痔疮便秘：单用炒熟嚼服（《本草衍义》）。

⑤肠燥便秘：与郁李仁、大麻仁、瓜蒌仁等同用。

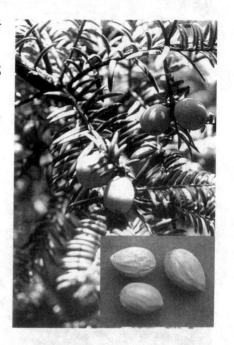

【使用注意】

入煎服宜生用。大便溏薄，肺热咳嗽者不宜用。服榧子时，不宜食绿豆，以免影响疗效。

# 芜荑

【来源】

为榆科植物大果榆果实的加工品。

【植物特征】

落叶小乔木或灌木状，高15～30米。大枝斜向，开展，小枝淡黄褐色或带淡红褐色，有粗毛，枝上常有发达的木栓质翅。叶互生；叶柄长2～6毫米，密生短柔毛；叶片阔倒卵形，长5～9厘米，宽4～5厘米，先端突尖，基部狭，两边不对称或浅心形，边缘具钝单锯齿或重锯齿，两面粗糙，有粗毛。花5～9朵簇生，先叶开放；花大，长达15毫米，两性，花被4～5裂，绿色；雄蕊与花被片同数，花药大，带黄玫瑰色；雌蕊1，绿色，柱头2裂。翅果大形，倒卵形或近卵形，长2.5～3.5厘米，宽2～3厘米，全部有毛，有短柄。种子位于翅果中部。花期春季。

【生境分布】

生长于山地、山麓及岩石地。主产于黑龙江、吉林、辽宁、河北、山西等地。

**【采收加工】**

夏季果实成熟时采集，晒干，搓去膜翅，取出种子浸于水中，待发酵后，加入榆树皮面、红土、菊花末，用温开水调成糊状，摊于平板上，切成小方块，晒干入药。

**【性味归经】**

辛、苦，温。归脾、胃经。

**【功效主治】**

杀虫消积。

**【用量用法】**

3~10克，煎服，入丸、散，每次2~3次。外用：适量，研末调敷。

**【配伍应用】**

①蛔虫、蛲虫、绦虫之面黄、腹痛：可单用本品和面粉炒成黄色，

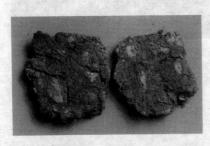

为末，米饮送服（《千金方》）；亦可与木香、槟榔研末，石榴根煎汤送服，如芜荑散（《仁斋直指方》）。

②小儿疳积腹痛有虫、消瘦泄泻者：与白术、茯苓、甘草、芦荟、人参、使君子、夜明砂同用，如布袋丸

（《补要袖珍小儿方论》）。

③疥癣瘙痒、皮肤恶疮：本品研末，用醋或蜜调涂患处。

**【使用注意】**

脾胃虚弱者、肺及脾燥热者忌服。

# 第十章　止血药

## 凉血止血药

### 小蓟

【来源】

为菊科植物刺儿菜的地上部分。

【植物特征】

多年生草本，具匍匐根茎。茎直立，高约50厘米，稍被蛛丝状绵毛。基生叶花期枯萎；茎生叶互生，长椭圆形或长圆状披针形，长5~10厘米，宽1~2.5厘米，两面均被蛛丝状绵毛，全缘或有波状疏锯齿，齿端钝而有刺，边缘具黄褐色伏生倒刺状牙齿，先端尖或钝，基部狭窄或

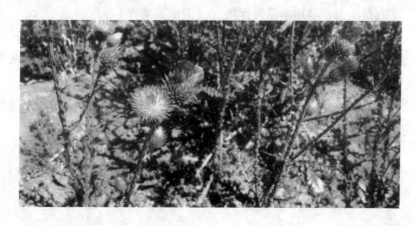

钝圆，无柄。雌雄异株，头状花序单生于茎顶或枝端；总苞钟状，苞片5裂，疏被绵毛，外列苞片极短，卵圆形或长圆状披针形，顶端有刺，内列的呈披针状线形，较长，先端稍宽大，干膜质；花冠紫红色；雄花冠细管状，长达2.5厘米，5裂，花冠管部较上部管檐长约2倍，雄蕊5，聚药，雌蕊不育，花柱不伸出花冠外；雌花花冠细管状，长达2.8厘米，花冠管部较上部管檐长约4倍，子房下位，花柱细长，伸出花冠管之外。瘦果长椭圆形，无毛，冠毛羽毛状，淡褐色，在果熟时稍较花冠长或与之等长。花期5~7月，果期8~9月。

**【生境分布】**

生长于山坡、河旁或荒地、田间。全国大部分地区均产。

**【采收加工】**

夏、秋季花期采集。除去杂质，晒干。生用或炒炭用。

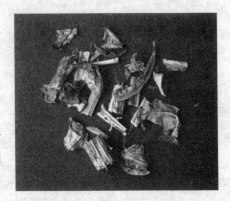

**【性味归经】**

甘、苦、凉。归心、肝经。

**【功效主治】**

凉血止血，散瘀解毒消痈。用于衄血，吐血，尿血，血淋，便血，崩漏，外伤出血，痈肿疮毒。

**【用量用法】**

5~12克，煎服。外用：鲜品适量，捣敷患处。

**【配伍应用】**

①九窍出血：单用本品捣汁服（《卫生易简方》）。

②金疮出血：以本品捣烂外涂（《食疗本草》）。

③多种出血证：常与大蓟、茅根、侧柏叶、茜草等同用，如十灰散（《十药神书》）。

④尿血、血淋：可单味应用；也可配伍生地黄、山栀、滑石、淡竹叶等，如小蓟饮子（《济生方》）。

**【使用注意】**

脾胃虚寒而无瘀滞者忌服。

# 大蓟

**【来源】**

为菊科植物蓟的地上部分。

**【植物特征】**

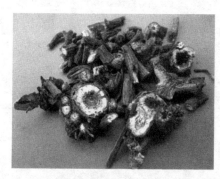

多年生草本，高 50~100 厘米或更高。根长圆锥形，丛生，肉质，鲜时折断可见橙红色油滴渗出。茎直立，基部被白色丝状毛。基生叶有柄，矩圆形或披针状，羽状深裂，边缘不整齐浅裂，齿端具针刺，上面疏生丝状毛，背面脉上有毛；茎生叶互生，和基生叶相似，无柄，基部抱茎。头状花序，顶生或腋生；总苞圆球形，有蛛丝状毛，总苞片多层，条状披针形，外层顶端有刺，花两性，筒状，花冠紫红色。瘦果椭圆形，略扁，冠毛暗灰色比花冠稍短，羽毛状，顶端扩展。

**【生境分布】**

生长于山野、路旁、荒地。全国大部分地区均产。

**【采收加工】**

夏、秋季花开时割取地上部分，除去杂质，晒干，生用或炒炭用。

**【性味归经】**

甘、苦，凉。归心、肝经。

**【功效主治】**

凉血止血，散瘀解毒消痈。用于衄血，吐血，尿血，便血，崩漏，外伤出血，痈肿疮毒。

**【用量用法】**

9~15 克，煎服。鲜品可用 30~60 克。外用：鲜品适量，捣烂敷患处。

**【配伍应用】**

①九窍出血：常与小蓟相须为用（《不居集》）。

②吐血、衄血、崩中下血：皆用鲜大蓟根或叶捣汁服（《本草汇言》）。

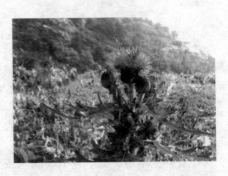

③外伤出血：可用本品研末外敷。

④肠痈：以大蓟叶生研调服（《日华子本草》）。

【使用注意】

虚寒性出血不宜用。

# 地榆

【来源】

为蔷薇科植物地榆或长叶地榆的根。

【植物特征】

为多年生草本，高50~100厘米，茎直立，有细棱。奇数羽状复叶，基生叶丛生，具长柄，小叶通常4~9对，小叶片卵圆形或长卵圆形，边缘具尖锐的粗锯齿，小叶柄基部常有小托叶；茎生叶有短柄，托叶抱茎，镰刀状，有齿。花小暗紫红色，密集成长椭圆形穗状花序。瘦果暗棕色，被细毛。

【生境分布】

生长于山地的灌木丛、山坡、草原或田岸边。我国南北各地均有分布。

【采收加工】

春季将发芽时或秋季植株枯萎后采挖。除去须根，洗净，晒干生用，或炒炭用。

【性味归经】

苦、酸、涩，微寒。归肝、大肠经。

【功效主治】

凉血止血，解毒敛疮。用于便血，痔血，血痢，崩漏，水火烫伤，痈肿疮毒。

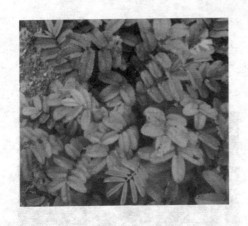
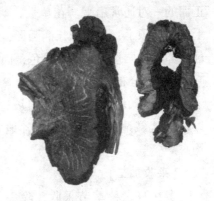

**【用量用法】**

9~15克，煎服。或入丸、散。外用：适量，研末涂敷患处。止血多炒炭用，解毒敛疮多生用。

**【配伍应用】**

①便血（因于热甚者）：常配伍生地黄、黄芩、白芍、槐花等，如约营煎（《景岳全书》）。

②痔疮出血（血色鲜红者）：常与槐角、黄芩、防风、枳壳等配伍，如槐角丸（《和剂局方》）。

③血热甚，崩漏量多色红，兼见口燥唇焦者：与黄芩、生地黄、牡丹皮等同用，如治崩极验方（《女科要旨》）。

**【使用注意】**

本品性寒酸涩，凡虚寒性便血、下痢、崩漏及出血有瘀者慎用。对于大面积烧伤病人，不宜使用地榆制剂外涂，以防其所含鞣质被大量吸收而引起中毒性肝炎。


## 侧柏叶

**【来源】**

为柏科植物侧柏的嫩枝叶。

**【植物特征】**

长绿小乔木，树皮薄，淡红褐色，常易条状剥落。树枝向上伸展，小枝扁平，排成一平面，直展。叶鳞形、质厚、紧贴在小枝上交互对生，正面的一对通常扁平。花单性，雌雄同株；雄花球长圆形，黄色，生于上年的枝顶上；雌花球长椭圆形，单生于短枝顶端，由6~8枚鳞片组成。球果卵状椭圆形，嫩时蓝绿色，肉质，被白粉；熟后深褐色，木质。

**【生境分布】**

生长于山地阳面、半阳坡，以及轻盐碱地和沙地。全国各地均有产。

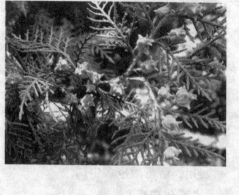

**【采收加工】**

多在夏、秋季节采收，除去粗梗及杂质，阴干，生用或炒炭用。

**【性味归经】**

苦、涩，寒。归肺、肝、脾经。

**【功效主治】**

凉血止血，化痰止咳，生发乌发。用于吐血，衄血，咯血，便血，崩漏下血，肺热咳嗽，血热脱发，须发早白。

**【用量用法】**

6~12克，煎服。外用：适量。止血多炒炭用，化痰止咳宜生用。

**【配伍应用】**

①血热妄行之吐血、衄血：常与荷叶、艾叶、地黄同用，均取鲜品捣汁服之，如四生丸（《校注妇人良方》）。

②尿血、血淋：配小蓟、蒲黄、白茅根同用。

③肠风、痔血或血痢：配地榆、槐花同用。

④崩漏下血：多与芍药同用。

**【使用注意】**

本品多服有胃部不适及食欲减退等副作用，长期使用宜佐以健运脾胃药物。

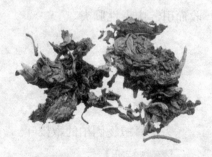

# 白茅根

**【来源】**

为禾本科植物白的根茎。

**【植物特征】**

多年生草本。根茎密生鳞片。秆丛生，直立，高 30~90 厘米，具 2~3 节，节上有长 4~10 毫米的柔毛。叶多丛集基部；

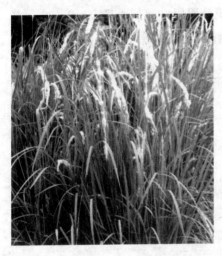

叶鞘无毛，或上部及边缘和鞘口具纤毛，老时基部或破碎呈纤维状；叶舌干膜质，钝头，长约 1 毫米；叶片线形或线状披针形，先端渐尖，基部渐狭，根生叶长，几与植株相等，茎生叶较短。圆锥花序柱状，长 5~20 厘米，宽 1.5~3 厘米，分枝短缩密集；小穗披针形或长圆形，长 3~4 毫米，基部密生长 10~15 毫米之丝状柔毛，具长短不等的小穗柄；两颖相等或第一颖稍短，除背面下部略呈草质外，余均膜质，边缘具纤毛，背面疏生丝状柔毛，第一颖较狭，具 3~4 脉，第二颖较宽，具 4~6 脉；第一外稃卵状长圆形，长约 1.5 毫米，先端钝，内稃缺如；第二外稃披针形，长 1.2 毫米，先端尖，两侧略呈细齿状；内稃长约 1.2 毫米，宽约 1.5 毫米，先端截平，具尖钝划、不同的数齿；雄蕊 2，花药黄色，长约 3 毫米；柱头 2 枚，深紫色。颖果。花期夏、秋季。

**【生境分布】**

生长于低山带沙质草甸、平原河岸草地、荒漠与海滨。全国各地均有产，但以华北地区较多。

**【采收加工】**

春、秋二季采挖，除去须根及膜质叶鞘，洗净，晒干，切段生用。

**【性味归经】**

甘，寒。归肺、胃、膀胱经。

**【功效主治】**

凉血止血，清热利尿。用于血热吐血，衄血，尿血，热病烦渴，湿热黄疸，水肿尿少，热淋涩痛。

**【用量用法】**

9~30克，煎服，鲜品30~60克，以鲜品为佳，可捣汁服。多生用，止血亦可炒炭用。

**【配伍应用】**

①多种血热出血之证：单用有效；或配伍其他凉血止血药同用。

②鼻衄出血：以茅根煎汁或鲜品捣汁服用（《妇人良方》）。

③咯血：与藕同用，均取鲜品煮汁服，如二鲜饮（《医学衷中参西录》）。

④小便出血：单用本品煎服（《圣惠方》）。

**【使用注意】**

脾胃虚寒、溲多不渴者忌服。

# 化瘀止血药

# 三七

**【来源】**

为五加科植物三七的干燥根。

**【植物特征】**

多年生草本，高达60厘米。根茎短，茎直立，光滑无毛。掌状复叶，具长柄，3~4片轮生于茎顶；小叶3~7，椭圆形或长圆状倒卵形，边缘有细锯齿。伞形花序顶生，花序梗从茎顶中央抽出，花小，黄绿

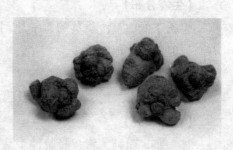

色。核果浆果状，近肾形，熟时红色。

【生境分布】

生长于山坡丛林下。主产于云南、广西、贵州、四川等地。

【采收加工】

夏末秋初开花前或冬季种子成熟后采挖，去尽泥土，洗净，晒干。分开主根、支根及根茎，干燥。支根习称"筋条"，根茎习称"剪口"。生用或研细粉用。

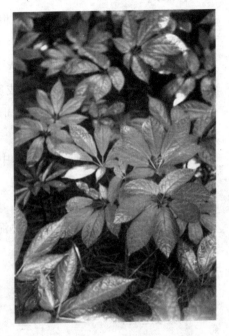

【性味归经】

甘、微苦，温。归肝、胃经。

【功效主治】

散瘀止血，消肿定痛。用于咯血，吐血，衄血，便血，崩漏，外伤出血，胸腹刺痛，跌仆肿痛。

【用量用法】

3～9克，煎服。多研末吞服，1～3克，也入丸、散。外用：适量，研末外掺或调敷。

【配伍应用】

①吐血、衄血、崩漏：单用本品，米汤调服（《濒湖集简方》）。

②咳血、吐血、衄血及二便下血：与血余炭、花蕊石合用，如化血丹（《医学衷中参西录》）。

③各种外伤出血：可单用本品研末外掺，或配血竭、龙骨、象皮等同用，如七宝散（《本草纲目拾遗》）。

④跌打损伤，瘀血肿痛：可单味应用，以三七为末，黄酒或白开水送服；若皮破者，亦可用三七粉外敷。

【使用注意】

孕妇慎用。

## 茜草

**【来源】**

为茜草科植物茜草的干燥根及根茎。

**【植物特征】**

多年生攀援草本。根细长，丛生于根茎上；茎四棱形，棱及叶柄上有倒刺。叶4片轮生，叶片卵形或卵状披针形。聚伞花序顶生或腋生，排成圆锥状，花冠辐射状。浆果球形，熟时紫黑色。

**【生境分布】**

生长于山坡岩石旁或沟边草丛中。主产于安徽、江苏、山东、河南、陕西等地。

**【采收加工】**

春、秋二季采挖，除去茎苗、泥土及细须根，洗净，晒干，生用或炒用。

**【性味归经】**

苦，寒。归肝经。

**【功效主治】**

凉血，祛瘀，止血，通经。用于吐血，衄血，崩漏，外伤出血，瘀阻经闭，关节痹痛，跌仆肿痛。

**【用量用法】**

6~10克，煎服。亦入丸、散。止血炒炭用，活血通经生用或酒炒用。

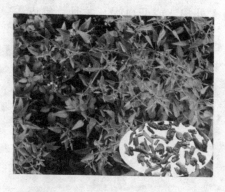

**【配伍应用】**

①吐血不止：单用本品为末煎服（《简要济众方》）。

②衄血：可与艾叶、乌梅同用，如茜梅丸（《本事方》）。

③血热崩漏：常配生地黄、侧柏叶、生蒲黄等。

④气虚不摄的崩漏下血：与白

术、黄芪、山茱萸等同用，如固冲汤（《医学衷中参西录》）。

**【使用注意】**

脾胃虚寒及无瘀滞者慎服。

# 蒲黄

**【来源】**

为香蒲科植物水烛香蒲东方香蒲或同属植物的干燥花粉。

**【植物特征】**

水烛香蒲，多年沼泽生草本。根茎匍匐，有多数须根。叶扁平，线形，宽4~10毫米，质稍厚而柔，下部鞘状。穗状花序圆柱形，雌雄花序间有间隔1~15厘米；雄花序在上，长20~30厘米，雄花有早落的佛焰状苞片，花被鳞片状或茸毛状，雄蕊2~3。雌花序长10~30厘米，雌花小苞片较柱头短，匙形，花被茸毛状与小苞片等长，柱头线头圆柱形，小坚果无沟。

**【生境分布】**

生长于池、沼、浅水中。全国大部分地区有产。主产于浙江、江苏、安徽、湖北、山东等地。

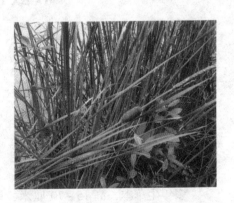

**【采收加工】**

夏季采收蒲棒上部的黄色雄性花序，晒干后碾轧，筛取细粉，生用或炒用。

**【性味归经】**

甘，平。归肝、心包经。

**【功效主治】**

止血，化瘀，通淋。用于吐血，衄血，咯血，崩漏，外伤出血，经闭痛经，脘腹刺痛，跌仆肿痛，血淋涩痛。

**【用量用法】**

5~10克，煎服，包煎。外用：适量，研末外掺或调敷。止血多炒用，化瘀、利尿多生用。

【配伍应用】

①鼻衄经久不止：与石榴花同用，和研为散服（《圣惠方》）。

②月经过多，漏下不止：可配合艾叶、龙骨同用，如蒲黄丸（《圣济总录》）。

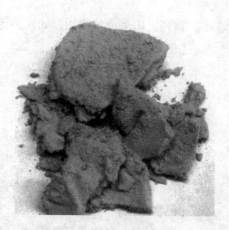

③尿血不已：可与郁金同用。

④外伤出血：可单用外掺伤口。

⑤跌打损伤：单用蒲黄末，温酒服（《塞上方》）。

【使用注意】

孕妇慎用。

# 收敛止血药

## 白及

【来源】

为兰科植物白及的块茎。

【植物特征】

多年生草本，高 15~70 厘米，根茎肥厚，常数个连生。叶 3~5 片，宽披叶形，长 8~30 厘米，宽 1.5~4 厘米。基部下延成长鞘状。总状花序，花紫色或淡红色。蒴果圆柱形，具 6 纵肋。

【生境分布】

生长于林下阴湿处或山坡草丛中。主产于贵州、四川、湖南、湖北、安徽、河南、浙江、陕西、云南、江西、甘肃、江苏、广东等地。

【采收加工】

夏、秋二季采挖，除去须根，洗净，晒干，生用。

【性味归经】

苦、甘、涩，微寒。归肺、肝、胃经。

【功效主治】

收敛止血，消肿生肌。用于咯血，吐血，外伤出血，疮疡肿毒，皮肤皲裂。

【用量用法】

6~15克，煎服。亦可入丸、散；研末吞服，每次3~6克。外用：适量。

【配伍应用】

①诸内出血证：用单味研末，糯米汤调服。

②咯血：配伍阿胶、枇杷叶等，如白及枇杷丸（《证治准绳》）。

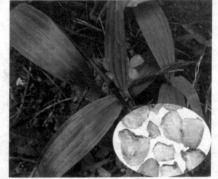

③吐血：与茜草、丹皮、生地黄、牛膝等煎服，如白及汤（《古今医彻》）。

④衄血：以本品为末，童便调服，如白及散（《素问病机气宜保命集》）；也可以白及末冷水调，用纸花贴鼻窍中，如白及膏（《朱氏集验方》）。

【使用注意】

不宜与川乌、制川乌、草乌、制草乌、附子同用。


# 藕节

【来源】

为睡莲科植物莲的根茎节部。

【植物特征】

莲，多年生水生草本。根茎肥厚横走，外皮黄白色，节部缢缩，生有鳞叶与不定根，节间膨大，内白色，中空而有许多条纵行的管。叶片圆盾形，高出水面，直径30~90厘米，全缘，稍呈波状，上面暗绿色，光滑，具白粉，下面淡绿色。叶柄着生于叶背中央，圆柱形，中空，高

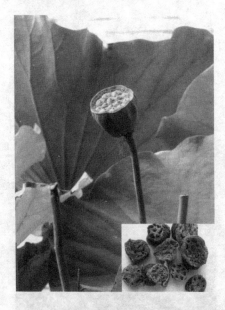

1~2米，表面散生刺毛。花梗与叶柄等高或略高；花大，单一，顶生，直径12~23厘米，粉红色或白色，芳香；萼片4或5，绿色，小形，早落；花瓣多数，长圆状椭圆形至倒卵形，先端钝，由外向内逐渐变小；雄蕊多数，早落，花药线形，黄色，药隔先端成一棒状附属物，花丝细长，着生于花托下；心皮多数，埋藏于花托内，花托倒圆锥形，顶部平，有小孔20~30个，每个小孔内有1个椭圆形子房，花柱很短，果期时花托逐渐增大，内塑海绵状，俗称莲蓬，长宽均5~10厘米。坚果椭圆形或卵形，长1.5~2.5厘米，果皮坚硬、革质；内有种子1枚，俗称莲子。花期7~8月，果期9~10月。

**【生境分布】**

自生或栽培于池塘内。主产于湖南、湖北、浙江、江苏、安徽等地。

**【采收加工】**

秋、冬二季采挖根茎（藕），切取其节部，洗净，晒干，生用或炒炭用。

**【性味归经】**

甘、涩，平。归肝、肺、胃经。

**【功效主治】**

收敛止血，化瘀。用于吐血，咯血，衄血，尿血，崩漏。

**【用量用法】**

9~15克，煎服。鲜品亦可捣汁饮用。亦可入丸、散。

**【配伍应用】**

①出血证：可单用，如《药性论》治吐血不止。

②衄血不止：以鲜藕捣汁饮（《本草纲目》）。

③咳血、咯血：与白及、阿胶、枇杷叶等同用，如白及枇杷丸（《证治准绳》）。

④血淋、尿血：常配小蓟、滑石、通草等同用，如小蓟饮子（《重订严氏济生方》）。

**【使用注意】**

忌铁器。

# 温经止血药

## 艾叶

**【来源】**

为菊科植物艾的叶。

**【植物特征】**

多年生草本，高45~120厘米；茎具明显棱条，上部分枝，被白色短绵毛。单叶，互生，茎中部叶卵状三角形或椭圆形，有柄，羽状深裂，两侧2对裂片椭圆形至椭圆状披针形，中间又常3裂，裂片边缘均具锯齿，上面暗绿色，密布小腺点，稀被白色柔毛，下面灰绿色，密被白色绒毛；茎顶部叶全缘或3裂。头状花序排列成复总状，总苞卵形，密被灰白色丝状茸毛；筒状小花带红色，外层雌性花，内层两性花。瘦果长圆形、无冠毛。

**【生境分布】**

生长于荒地、林缘，有栽培。全国大部分地区均产。以湖北蕲州产者为佳，称"蕲艾"。

**【采收加工】**

夏季花未开时采摘，除去杂质，晒干或阴干，生用、捣绒或制炭用。

**【性味归经】**

辛、苦，温。有小毒。归肝、脾、肾经。

**【功效主治】**

温经止血，散寒止痛；外用祛湿止痒。用于吐血，衄血，崩漏，月

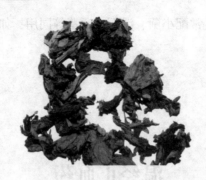

经过多，胎漏下血，少腹冷痛，经寒不调，宫冷不孕；外治皮肤瘙痒。醋艾炭温经止血，用于虚寒性出血。

【用量用法】

3~9克，煎服。外用：适量，供灸治或熏洗用。

【配伍应用】

①下元虚冷，冲任不固所致的崩漏下血：可单用本品，水煎服；或配芍药、阿胶、干地黄等同用，如胶艾汤（《金匮要略》）。

②血热妄行所致的吐血、衄血、咯血等多种出血证：配伍生地黄、生柏叶、生荷叶等药，如四生丸（《妇人良方》）。

【使用注意】

阴虚血热者慎用。

# 第十一章 活血化瘀药

## 活血止痛药

### 川芎

**【来源】**

为伞形科植物川芎的干燥根茎。

**【植物特征】**

多年生草本。根茎呈不整齐的结节状拳形团块，有明显结节状，节盘凸出；茎下部的节明显膨大成盘状。叶 2~3 回单数羽状复叶，小叶 3~5 对，边缘又作不等齐的羽状全裂或深裂，叶柄基部成鞘状抱茎。复伞形花序生于分枝顶端，伞幅细，有短柔毛；总苞和小总苞片线形；花白色。双悬果卵形，5 棱。

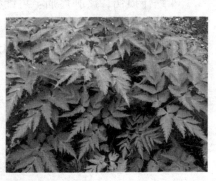

**【生境分布】**

生长于向阳山坡或半阳山的荒地或水地，以及土质肥沃、排水良好的沙壤土。主产于四川、贵州、云南，以四川产者质优。系人工栽培。

**【采收加工】**

夏季当茎上的节盘显著突出，并略带紫色时采挖，除去泥沙，晒后烘干，再去须根。用时切片生用或酒炙。

【性味归经】

辛，温。归肝、胆、心包经。

【功效主治】

活血行气，祛风止痛。用于胸痹心痛，胸胁刺痛，跌仆肿痛，月经不调，经闭痛经，癥瘕腹痛，头痛，风湿痹痛。

【用量用法】

3～10克，煎服。

【配伍应用】

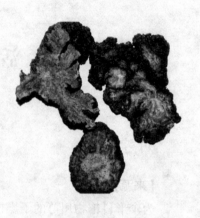

①心脉瘀阻之胸痹心痛：常与桂枝、丹参、檀香等同用。

②肝郁气滞之胁痛：常配柴胡、香附、白芍，如柴胡疏肝散（《景岳全书》）。

③肝血瘀阻，积聚痞块、胸胁刺痛：多与红花、桃仁等同用，如血府逐瘀汤（《医林改错》）。

④跌仆损伤，瘀肿疼痛：可配乳香、三七、没药等同用。

【使用注意】

阴虚火旺，多汗，热盛及无瘀之出血证和孕妇均当慎用。

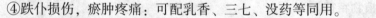

## 延胡索

【来源】

为罂粟科植物延胡索的干燥块茎。

【植物特征】

多年生草本，茎纤弱，高约20厘米。叶互生，有长柄，小叶片长椭圆形至线形，全缘。总状花序顶生，花红紫色，横生于小花梗上，蒴果长圆形。

【生境分布】

生长于稀疏林、山地、树林边缘的草丛中。主产于浙江、江苏、湖

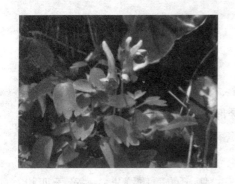 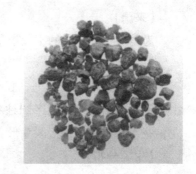

北、湖南等地，野生或栽培。

**【采收加工】**

夏初茎叶枯萎时采挖，除去须根，置沸水中煮至恰无白心时取出，晒干。切厚片或捣碎，生用；或醋炙用。

**【性味归经】**

辛、苦，温。归肝、脾经。

**【功效主治】**

活血，行气，止痛。用于胸胁、脘腹疼痛，胸痹心痛，经闭痛经，产后瘀阻，跌仆肿痛。

**【用量用法】**

3~10克，煎服。研粉吞服，每次 1.5~3 克。

**【配伍应用】**

①心血瘀阻之胸痹心痛：常与丹参、薤白、桂枝、瓜蒌等同用。

②热证胃痛：配川楝子，如金铃子散（《素问病机气宜保命集》）。

③寒证胃痛：配桂枝（或肉桂）、高良姜，如安中散（《和剂局方》）。

**【使用注意】**

孕妇及血虚者禁服。


## 姜黄

**【别名】**

黄姜、宝鼎香、毛姜黄、片姜黄、黄丝玉金。

**【来源】**

为姜科植物姜黄的干燥根茎。

**【植物特征】**

多年生草本，叶 2 列，长椭圆形，先端渐尖，基部渐狭成柄。花茎由叶鞘内抽出，穗状花序圆柱状，樱部苞片粉红色，下部绿色，内含数花，花萼绿白色，花冠漏斗形，喉部密生柔毛，蒴果膜质，球形。

**【生境分布】**

生长于排水良好、土层深厚、疏松肥沃的砂质壤土。主产于四川、福建等地。野生或栽培。

**【采收加工】**

冬季茎叶枯萎时采挖，除去须根。煮或蒸至透心，晒干，切厚片，生用。

**【性味归经】**

辛、苦，温。归脾、肝经。

**【功效主治】**

破血行气，通经止痛。用于胸胁刺痛，胸痹心痛，痛经闭经，癥瘕，风湿肩臂疼痛，跌仆肿痛。

**【用量用法】**

3~10 克，煎服。外用：适量。

**【配伍应用】**

①胸阳不振，心脉闭阻之心胸痛：配当归、乌药、木香等药用，如姜黄散（《圣济总录》）。

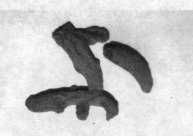

②肝胃气滞寒凝之胸胁痛：可配桂心、枳壳、炙甘草，如推气散（《丹溪心法》）。

③气滞血瘀之痛经、经闭、产后腹痛：常与川芎、当归、红花同用，如姜黄散（《圣济总录》）。

④跌打损伤，瘀肿疼痛：可配乳香、苏木、没药，如姜黄汤（《伤科方书》）。

⑤风湿痹痛：配防风、羌活、当归等药用，如五痹汤（《妇人良

方》)。

**【使用注意】**

血虚无气滞血瘀者慎用，孕妇忌用。

# 夏天无

**【来源】**

为罂粟科植物伏生紫堇的干燥块茎。

**【植物特征】**

多年生草本，无毛，高16~30厘米。块茎近球形，茎细弱，2~3枝丛生，不分枝。基生叶常1枚，具长柄，叶片轮廓三角形，二回三出全裂，末回裂片无柄，狭倒卵形，全缘，叶下面有白粉，茎生叶3~4枚，互生或对生，生于茎中、上部，似基生叶而小，柄短。总状花序顶生，疏列数花，苞片卵形或狭倒卵形，花冠淡紫红色。蒴果细长椭圆形，略呈念珠状。

**【生境分布】**

生长于土层疏松肥沃、富含腐殖质、排水良好的壤土。主产于河南、江苏、安徽、浙江、江西、福建、台湾、湖南、湖北等地。

**【采收加工】**

每年4月上旬至5月初待茎叶变黄时，在晴天挖掘块根茎，除去须根，洗净泥土，鲜用或晒干。

**【性味归经】**

苦、微辛，温。归肝经。

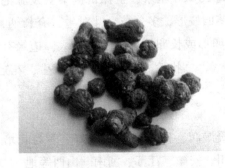

**【功效主治】**

活血止痛，舒筋活络，祛风除湿。用于中风偏瘫，头痛，跌仆损伤，风湿痹痛，腰腿疼痛。

**【用量用法】**

6~12克，煎服。研末分3次服。亦可制成丸剂使用。

**【配伍应用】**

①中风偏瘫、手足不遂及肝阳上亢引起的头痛、头晕：常与夏枯草、桑寄生、钩藤、地龙等药同用。

②跌仆损伤，瘀肿疼痛：可单用；也可配伍鸡血藤、没药、乳香等药同用。

③风湿痹痛，关节拘挛不利：与当归、独活、羌活、威灵仙等药同用。

# 活血调经药

## 丹参

**【来源】**

为唇形科植物丹参的干燥根及根茎。

**【植物特征】**

多年生草本，高20~80厘米，全株密被柔毛及腺毛，根细长、圆柱形，外皮砖红色。茎四棱形，多分枝。叶对生，有长柄，奇数羽状复叶，小叶通常3~5片，卵形或长卵形，顶生的较大，边缘有浅钝锯齿，上面稍皱缩，下面毛较密。总状轮伞花序顶生或腋生，花冠唇形，蓝紫色，上唇稍长，盔状镰形。

**【生境分布】**

生长于气候温暖湿润、日照充足的地方。多为栽培，全国大部分地区均有。主产于四川、安徽、江苏、河南、山西等地。

【采收加工】

春、秋两季采挖，除去茎叶，洗净，润透，切成厚片，晒干。生用或酒炙用。

【性味归经】

苦，微寒。归心、肝经。

【功效主治】

活血祛瘀，通经止痛，清心除烦，凉血消痈。用于胸痹心痛，脘腹疼痛，癥瘕积聚，热痹疼痛，心烦不眠，月经不调，痛经闭经，疮疡肿痛。

【用量用法】

10~15克，煎服。活血化瘀宜酒炙用。

【配伍应用】

①月经不调，闭经痛经，产后瘀滞腹痛：可单用研末酒调服，如《妇人良方》丹参散；亦常配当归、川芎、益母草等药用，如宁坤至宝丹（《卫生鸿宝》）。

②寒凝血滞：配肉桂、吴茱萸等用。

③血脉瘀阻之胸痹心痛，脘腹疼痛：配伍砂仁、檀香用，如丹参饮（《医学金针》）。

④癥瘕积聚：配伍莪术、三棱、鳖甲等药用。

⑤跌打损伤，肢体瘀血作痛：与乳香、当归、没药等同用，如活络效灵丹（《医学衷中参西录》）。

【使用注意】

反藜芦。孕妇慎用。

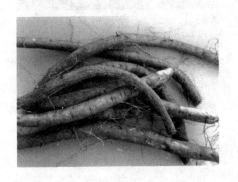
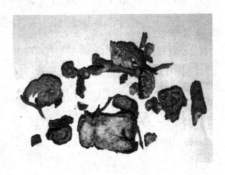

# 红花

**【来源】**

为菊科植物红花的干燥花。

**【植物特征】**

一年生或二年生草本，高30~90厘米。叶互生，卵形或卵状披针形，长4~12厘米，宽1~3厘米，先端渐尖，边缘具不规则锯齿，齿端有锐刺；几无柄，微抱茎。头状花序顶生，直径3~4厘米，总苞片多层，最外2~3层叶状，边缘具不等长锐齿，内面数层卵形，上部边缘有短刺；全为管状花，两性，花冠初时黄色，渐变为橘红色。瘦果白色，倒卵形，长约5毫米，具4棱，无冠毛。

**【生境分布】**

生长于向阳、地热高燥、土层深厚、中等肥力、排水良好的砂质壤土。全国各地多有栽培，主产于河南、湖北、四川、云南、浙江等地。

**【采收加工】**

花色由黄转为鲜红时采摘。阴干或微火烘干。

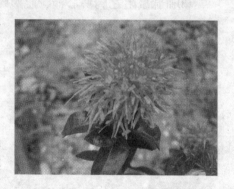

**【性味归经】**

辛，温。归心、肝经。

**【功效主治】**

活血通经，散瘀止痛。用于经闭，痛经，恶露不行，癥瘕块，胸痹心痛，瘀滞腹痛，胸胁刺痛，跌仆损伤，疮疡肿痛。

**【用量用法】**

3~10克，煎服。外用：适量。

**【配伍应用】**

①血滞经闭、痛经，产后瘀滞腹痛：与当归、桃仁、川芎等相须为用。

②痛经：单用奏效，如《金匮要略》红蓝花酒，以本品一味与酒煎

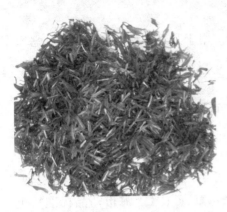

服；亦可配伍赤芍、延胡索、香附等。

③经闭：配伍赤芍、当归、桃仁等，如桃红四物汤（《医宗金鉴》）。

④产后瘀滞腹痛：与蒲黄、荷叶、牡丹皮等配伍，如红花散（《活法机要》）。

【使用注意】

孕妇忌用。有出血倾向者慎用。

# 益母草

【来源】

为唇形科植物益母草的新鲜或干燥地上部分。

【植物特征】

一年或两年生草本，有倒向糙伏毛。根生叶近圆形，叶缘 5~9 浅裂，具长柄，中部叶掌状 3 深裂，裂片矩圆形。花序上的叶呈条形或条状披针形，全缘或具稀少牙齿；叶片两面被柔毛。轮伞花序腋生；花萼钟状 5 齿，前两尺靠合；花冠紫红湖泊淡紫红，花冠筒内有毛环，上下唇几等长。小坚果熟时黑褐色，三棱形。

【生境分布】

生长于山野荒地、田埂、草地等。我国大部分地区均产，野生或栽培。

【采收加工】

鲜品春季幼苗期至初夏花前期采割；干品通常在夏季茎叶茂盛，花未开或初开时采割，除去杂质，洗净，润透，切段后干燥。生用或熬膏用。

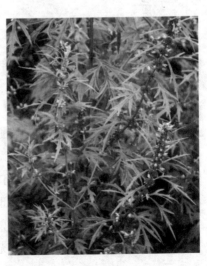

【性味归经】

苦、辛，微寒。归肝、心包、膀胱经。

**【功效主治】**

活血调经，利尿消肿，清热解毒。用于月经不调，痛经经闭，恶露不尽，水肿尿少，疮疡肿毒。

**【用量用法】**

9～30克，煎服。鲜品12～40克，或熬膏，入丸剂。外用：适量，捣敷或煎汤外洗。

**【配伍应用】**

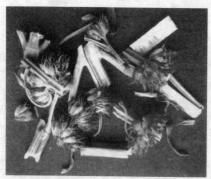

①血滞经闭、痛经、月经不调：可单用熬膏服，如益母草流浸膏、益母草膏（《上海市药品标准》上册》1980年版）；亦可配当归、川芎、丹参、赤芍等药用，如益母丸（《集验良方》）。

②产后恶露不尽、瘀滞腹痛，或难产、胎死腹中：可单味煎汤或熬膏服用；亦可配当归、川芎、乳香等药用，如送胞汤（《傅青主女科》）。

**【使用注意】**

无瘀滞及阴虚血少者忌用，孕妇禁用。

# 泽兰

**【来源】**

为唇形科植物毛叶地瓜儿苗的干燥地上部分。

**【植物特征】**

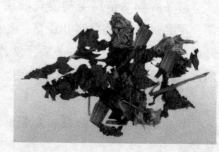

多年生草本，高60～170厘米。根茎横走，节上密生须根，先端肥大呈圆柱形茎通常单一，少分支，无毛或在节上疏生小硬毛。叶交互相对，长圆状披针形，先端渐尖，基部渐狭，边缘具锐尖粗牙齿状锯齿，亮绿色，两面无毛，下面密生腺点；无叶柄或短柄。轮伞花序腋生，花小，具刺尖头；花冠白色，内面在喉部具白色短柔毛。小坚果倒卵圆状四边形，褐色。

【生境分布】

生长于沼泽地、水边。野生、栽培都有。全国大部分地区均产，主产于黑龙江、辽宁、浙江、湖北等地。

【采收加工】

夏、秋两季茎叶茂盛时采割，晒干。除去杂质泥土，润透，切段，干燥后生用。

【性味归经】

苦、辛，微温。归肝、脾经。

【功效主治】

活血调经，祛瘀消痈，利水消肿。用于月经不调，经闭，痛经，产后瘀血腹痛，疮痈肿毒，水肿腹水。

【用量用法】

6～12克，煎服。外用：适量。

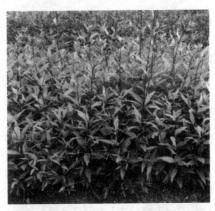

【配伍应用】

①血瘀经闭，痛经，产后瘀滞腹痛：常配伍川芎、当归、香附等药用，如泽兰汤（《医学心悟》）。

②血瘀而兼血虚：与当归、白芍等同用以活血补血，如《济阴纲目》泽兰汤。

③跌打损伤，瘀肿疼痛：可单用捣碎；亦可配伍当归、桃仁、红花等药用，如《医学心悟》泽兰汤。

【使用注意】

血虚及无瘀滞者慎用。


# 牛膝

【来源】

为苋科植物牛膝（怀牛膝）和川牛膝（甜牛膝）的根。

**【植物特征】**

多年生草本，高 30~100 厘米。根细长，直径0.6~1厘米，外皮土黄色。茎直立，四棱形，具条纹，疏被柔毛，节略膨大，节上对生分枝。叶对生，叶柄长约5~20毫米；叶片椭圆形或椭圆状披针形，长 2~10 厘米，宽 1~5 厘米，先端长尖，基部楔形或广楔形，全缘，两面被柔毛。穗状花序腋生兼顶生，初时花序短，花紧密，其后伸长，连下部总梗在内长约15~20 厘米；花皆下折贴近花梗；苞片1，膜质，宽卵形，上部突尖成粗刺状，另有 2 枚小苞片针状，先端略向外曲，基部两侧各具 1 卵状膜质小裂片；花被绿色，5 片，直立，披针形，有光泽，长 3~5 毫米，具 1 脉，边缘膜质；雄蕊 5，花丝细，基部合生，花药卵形，2 室，退化雄蕊顶端平或呈波状缺刻；子房长圆形，花柱线状，柱头头状。胞果长圆形，光滑。种子 1 枚，黄褐色，花期7~9月。果期 9~10 月。

**【生境分布】**

栽培或野生于山野路旁。以栽培品为主，也有野生者。怀牛膝主产河南；川牛膝主产四川、云南、贵州等地。

**【采收加工】**

冬季苗枯时采挖。洗净，晒干。生用或酒炙用。

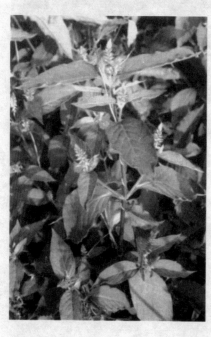
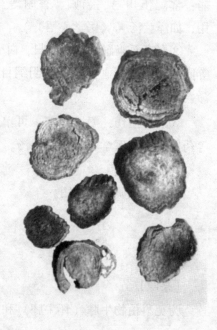

【性味归经】

苦、甘、酸，平。归肝、肾经。

【功效主治】

逐瘀通经，补肝肾，强筋骨，利尿通淋，引血下行。用于经闭，痛经，腰膝酸痛，筋骨无力，淋证，水肿，头痛，眩晕，牙痛，口疮，吐血，衄血。

【用量用法】

5~12克，煎服。活血通经、利水通淋、引火（血）下行宜生用；补肝肾、强筋骨宜酒炙用。

【配伍应用】

①瘀阻经闭、痛经、月经不调、产后腹痛：常配桃仁、当归、红花，如血府逐瘀汤（《医林改错》）。

②胞衣不下：与瞿麦、当归、冬葵子等同用，如牛膝汤（《备急千金要方》）。

③跌打损伤、腰膝瘀痛：与续断、乳香、当归、没药等同用，如舒筋活血汤（《伤科补要》）。

【使用注意】

本品为动血之品，性专下行，孕妇及月经过多者忌服。中气下陷，脾虚泄泻，下元不固，多梦遗精者慎用。


# 王不留行

【来源】

为石竹科植物麦蓝菜的干燥成熟种子。

【植物特征】

一年或二年生草本，高30~70厘米，全株无毛。茎直立，节略膨大。叶对生，卵状椭圆形至卵状披针形，基部稍连合抱茎，无柄。聚伞花序顶生，下有鳞状苞片2枚；花瓣粉红色，倒卵形，先端具不整齐小齿，基部具长爪。蒴果卵形，包于宿萼内，成熟后，先端十字开裂。

【生境分布】

生长于山地、路旁及田间。全国各地均产，主产于江苏、河北、山东、辽宁、黑龙江等地，以产于河北邢台者质优。多为野生，亦有栽培。

**【采收加工】**

夏季果实成熟、果皮尚未开裂时采割植株，晒干，打下种子，除去杂质，晒干生用或炒用。

**【性味归经】**

苦，平。归肝、胃经。

**【功效主治】**

活血通经，下乳消肿利尿通淋。用于经闭，痛经，乳汁不下，乳痈肿痛，淋证涩痛。

**【用量用法】**

5~10克，煎服。外用：适量。

**【配伍应用】**

①经行不畅、痛经及经闭：常配当归、香附、川芎、红花等药用。

②妇人难产，或胎死腹中：配酸浆草、刘寄奴、五灵脂等药，如胜金散（《普济方》）。

③产后乳汁不下：与穿山甲等同用，如涌泉散（《卫生宝鉴》）。

**【使用注意】**

孕妇慎用。

# 活血疗伤药

## 骨碎补

**【来源】**

为水龙骨科植物槲蕨的干燥根茎。

**【植物特征】**

附生草本，高20~40厘米，根状茎肉质粗壮，长而横走，密被棕黄色、线状凿形鳞片。叶二型，营养叶厚革质，红棕色或灰褐色，卵形，无柄，边缘羽状浅裂，很像槲树叶，孢子叶绿色，具短柄，柄有翅，叶片矩圆形或长椭圆形。孢子囊群圆形，黄褐色，在中脉两侧各排列成 2～4 行，每个长方形的叶脉网眼中着生 1 枚，无囊群盖。

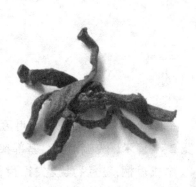
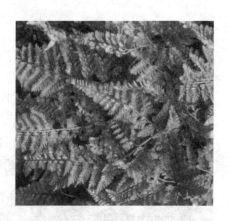

【生境分布】

附生于树上、山林石壁上或墙上。主产于浙江、湖北、广东、广西、四川等。

【采收加工】

全年均可采挖，以冬春两季为主。除去叶及鳞片，洗净，润透，切片，干燥。生用或砂烫用。

【性味归经】

苦，温。归肝、肾经。

【功效主治】

疗伤止痛，补肾强骨；外用消风祛斑。用于跌仆闪挫，筋骨折伤，肾虚腰痛，筋骨痿软，耳鸣耳聋，牙齿松动；外治斑秃，白癜风。

【用量用法】

3～9 克，煎服。鲜品 6～15 克，外用：适量，研末调敷或鲜品捣敷，亦可浸酒擦患处。

【配伍应用】

①跌仆损伤：可单用本品浸酒服，并外敷；亦可水煎服；或配伍自然铜、没药等，如骨碎补散（《太平圣惠方》）。

②肾虚腰痛脚弱：配牛膝、补骨脂，如神效方（《太平圣惠方》）。

③肾虚耳鸣、耳聋、牙痛：配熟地黄、山茱萸等同用。

**【使用注意】**

阴虚火旺、血虚风燥者慎用。

# 刘寄奴

**【来源】**

为菊科植物奇蒿或白苞蒿的干燥地上部分。

**【植物特征】**

多年生直立草本，高 60～100 厘米。茎有明显纵肋，被细毛。叶互生；长椭圆形或披针形，长 6～9 厘米，宽 2～4 厘米，先端渐尖，基部狭

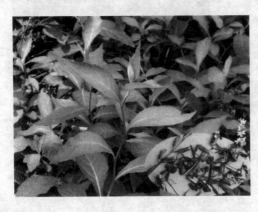

窄成短柄，边缘具锐尖锯齿，上面绿色，下面灰绿色，有蛛丝毛，中脉显著；上部叶小，披针形，长约 1.5 厘米；下部叶花后凋落。头状花序，钟状，长约 3 毫米，密集成穗状圆锥花丛；总苞片 4 轮，淡黄色，无毛，覆瓦状排列；外层花雌性，管状，雌蕊 1；中央花两性，管状，先端 5 裂，雄蕊 5，聚药，花药先端有三角状附属物，基部有尾，雌蕊 1，柱头 2 裂，呈画笔状。瘦果矩圆形。花期 7～9 月，果期 8～10 月。

**【生境分布】**

野生于山坡、树林下。主产于浙江、江苏、江西、湖南等地。均为野生。

**【采收加工】**

8～9 月开花时割取地上部分，除去泥土，晒干，切段入药。

**【性味归经】**

苦，温。归心、肝、脾经。

【功效主治】

散瘀止痛，疗伤止血，破血通经，消食化积。

【用量用法】

3~10 克，煎服。外用：适量，研末撒或调敷，亦可鲜品捣烂外敷。

【配伍应用】

①跌打损伤，瘀滞肿痛：可单用研末以酒调服；亦可配伍延胡索、骨碎补等，如流伤饮（《伤科秘方》）。

②创伤出血：可单用鲜品捣烂外敷；或配五倍子、茜草等，如止血黑绒絮（《伤科补要》）。

【使用注意】

气血虚弱，脾虚作泄者忌服。孕妇慎用。

# 破血消癥药

## 莪术

【来源】

为姜科植物蓬莪术或温郁金、广西莪术的干燥根茎。

【植物特征】

多年生草本，全株光滑无毛。叶椭圆状长圆形至长圆状披针形，长 25~60 厘米，宽 10~15 厘米，中部常有紫斑；叶柄较叶片为长。花茎由根茎单独发出，常先叶而生；穗状花序长约 15 厘米；苞片多数，下部的绿色，缨部的紫色；花萼白色，顶端 3 裂；花冠黄色，裂片 3，不等大；侧生退化雄蕊小；唇瓣黄色，顶端微缺；药隔基部具叉开的矩。蒴果狼状三角形。花期 3~5 月。

【生境分布】

野生于山谷、溪旁及林边等阴湿处。蓬莪术主产于四川、广东、广西；温莪术又称温郁金，主产于浙江温州；广西莪术又称桂莪术，主产于广西。

**【采收加工】**

秋、冬两季茎叶枯萎后采挖。除去地上部分、须根、鳞叶，洗净蒸或煮至透心，晒干，切片生用或醋制用。

**【性味归经】**

辛、苦，温。归肝、脾经。

**【功效主治】**

行气破血，消积止痛。用于癥瘕痞块，瘀血经闭，胸痹心痛，食积胀痛。

**【用量用法】**

6~9克，煎服。醋制后可加强祛瘀止痛作用。外用：适量。

**【配伍应用】**

①气滞血瘀、食积日久而成的癥积聚以及气滞、血瘀、食停、寒凝所致的诸般痛证：常与三棱相须为用。

②癥瘕痞块、经闭腹痛：与当归、三棱、香附等同用，如莪术散（《寿世保元》）。

③胁下痞块：配丹参、鳖甲、三棱、柴胡等药用。

**【使用注意】**

孕妇及月经过多者忌用。

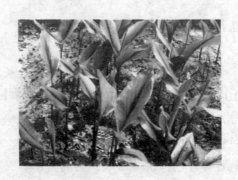

# 第十二章 化痰止咳药

## 温化寒痰药

### 半夏

**【来源】**

为天南星科植物半夏的块茎。

**【植物特征】**

多年生小草本，高 15~30 厘米。块茎近球形。叶基生，一年生的叶为单叶，卵状心形；2~3 年后，叶为 3 小叶的复叶，小叶椭圆形至披针形，中间小叶较大，全缘，两面光滑无毛。叶柄长 10~20 厘米，下部有 1 株芽。花单性同株，肉穗花序，花序下部为雌花，贴生于佛焰苞，中部不育，上部为雄花，花序中轴先端附属物延伸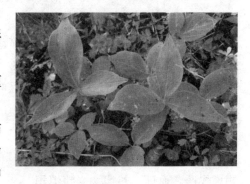呈鼠尾状，伸出在佛焰苞外。浆果卵状椭圆形，绿色，成熟时红色。

**【生境分布】**

生长于山坡、溪边阴湿的草丛中或林下。全国大部分地区均产。主产于四川、湖北、江苏、安徽等地。

**【采收加工】**

夏、秋二季茎叶茂盛时采挖，除去外皮及须根。晒干，为生半夏；一般用姜汁、明矾制过入煎剂。

**【性味归经】**

辛，温。有毒。归脾、胃、肺经。

**【功效主治】**

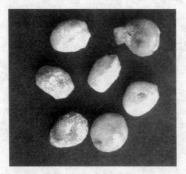

燥湿化痰，降逆止呕，消痞散结。用于湿痰寒痰，咳喘痰多，痰饮眩悸，风痰眩晕，痰厥头痛，呕吐反胃，胸脘痞闷，梅核气；生用外治痈肿痰核。姜半夏多用于降逆止呕。

**【用量用法】**

3~9克，煎服。一般宜制过用。炮制品中有姜半夏、法半夏等，其中姜半夏长于降逆止呕，法半夏长于燥湿且温性较弱，半夏曲则有化痰消食之功，竹沥半夏能清化热痰，主治热痰、风痰之证。外用：适量，磨汁涂或研末以酒调敷患处。

**【配伍应用】**

①痰湿壅滞之咳喘声重，痰白质稀者：常配茯苓、陈皮同用，如二陈汤（《和剂局方》）。

②湿痰上犯清阳之头痛、眩晕，甚则呕吐痰涎者：与白术、天麻以化痰息风，如半夏白术天麻汤（《古今医鉴》）。

③痰饮或胃寒所致的胃气上逆呕吐：常配生姜同用，如小半夏汤（《金匮要略》）。

**【使用注意】**

不宜与川乌、草乌、制川乌、制草乌、附子同用；生品内服宜慎。阴虚燥咳、血证、热痰、燥痰慎用。


# 白芥子

**【来源】**

为十字花科植物白芥或芥的干燥成熟种子。前者习称"白芥子"，后

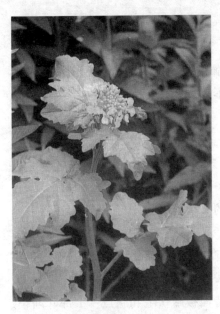

者习称"黄芥子"。

【植物特征】

一年或两年生草本。叶互生，茎基部叶片宽大，倒卵形，琴状深裂或近全裂，裂片5~7，先端大，向下渐小，茎上部叶具短柄，裂片较细，近花序叶常少裂。总状花序顶生，花萼绿色；花冠黄色，有爪。长角果，广线形，长2~4厘米，密被粗白毛，先端有长喙。种子圆形，淡黄白色。

【生境分布】

全国各地有栽培。主产于安徽、河南、四川等地。

【采收加工】

夏末秋初，果实成熟时割取全株，晒干后打下种子。生用或炒用。

【性味归经】

辛，温。归肺经。

【功效主治】

温肺豁痰利气，散结通络止痛。用于寒痰喘咳，胸胁胀痛，痰滞经络，关节麻木、疼痛，痰湿流注，阴疽肿毒。

【用量用法】

3~9克，煎服。外用：适量，研末调敷，或作发泡用。

【配伍应用】

①寒痰壅肺，咳喘胸闷，痰多难咯：配莱菔子、紫苏子，如三子养亲汤（《韩氏医通》）。

②悬饮咳喘胸满胁痛：与大戟、甘遂等同用，以豁痰逐饮，如控涎丹（《三因方》）。

③痰湿流注所致的阴疽肿毒：常配肉桂、鹿角胶、熟地黄等药，如阳

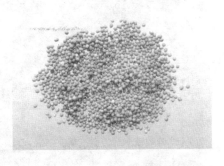

和汤（《外科全生集》）。

**【使用注意】**

本品辛温走散，耗气伤阴，久咳肺虚及阴虚火旺者忌用；消化道溃疡、出血者及皮肤过敏者忌用。用量不宜过大。

## 旋覆花

**【来源】**

为菊科植物旋覆花或欧亚旋覆花的头状花序。

**【植物特征】**

多年生草本，高 30~60 厘米。茎直立，至上部始有分支，被白色绵毛。基生叶花后凋落，中部叶互生，长卵状披针形或披针形，先端渐尖，基部稍有耳半抱茎，全缘或有微齿，背面被疏伏毛和腺点；上部叶渐小，呈狭披针形。头状花序，直径 2~4 厘米，单生茎顶或数个排列作伞房状，总苞半球形，花黄色。瘦果长椭圆形，冠毛长约 5 毫米，灰白色。

**【生境分布】**

生长于山坡路旁、湿润草地、河岸和田埂上。主产于东北、华北、华东、华中及广西等地。

**【采收加工】**

夏、秋二季花开时采收，除去杂质，阴干或晒干。生用或蜜炙用。

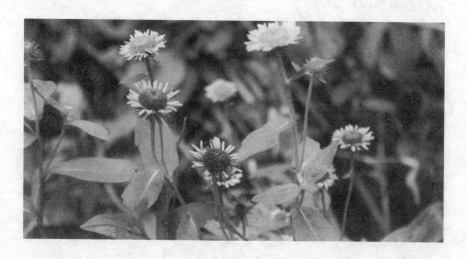

【性味归经】

苦、辛、咸，微温。归肺、脾、胃、大肠经。

【功效主治】

降气，消痰，行水，止呕。用于风寒咳嗽，痰饮蓄结，胸膈痞满，喘咳痰多，呕吐噫气，心下痞硬。

【用量用法】

3~9克，煎服。本品有绒毛，易刺激咽喉作痒而致呛咳呕吐，故宜包煎。

【配伍应用】

①寒痰咳喘：常与半夏、紫苏子同用；若属痰热者，则须配瓜蒌、桑白皮；若顽痰胶结，胸中满闷者，则配海蛤壳、海浮石等。

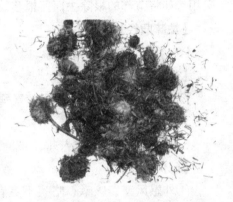

②痰浊中阻，胃气上逆而嗳气呕吐，胃脘痞鞕者：配半夏、代赭石、生姜等，如旋覆代赭汤（《伤寒论》）。

③气血不和之胸胁痛：本品配香附等，如香附旋覆花汤（《温病条辨》）。

【使用注意】

阴虚劳嗽、津伤燥咳者忌用。


## 白前

【来源】

为萝科植物柳叶白前或芫花叶白前的根茎及根。

【植物特征】

多年生草本，高30~60厘米，根茎匍匐，茎直立，单一，下部木质化。单叶对生，具短柄；叶片披针形至线状披针形，先端渐尖，基部渐狭，边缘反卷，下部的叶较短而宽，顶端的叶渐短而狭。聚伞花序腋生，总花梗长8~15毫米，中部以上着生多数小苞片，花萼绿色，裂片卵状披针形。果角状，长约 7 厘米。种子多数，顶端具白色细绒毛。

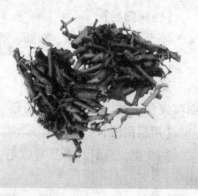

**【生境分布】**

生长于山谷中阴湿处、江边砂碛之上或溪滩。主产于浙江、安徽、江苏、福建、湖北、江西、湖南等地。

**【采收加工】**

秋季采挖，洗净，晒干生用或蜜炙用。如将节部的根除去而留根茎则为鹅管白前。

**【性味归经】**

辛、苦，微温。归肺经。

**【功效主治】**

降气，消痰，止咳。用于肺气壅实，咳嗽痰多，胸满喘急。

**【用量用法】**

3~10 克，煎服，或入丸、散。

**【配伍应用】**

①外感风寒、咳嗽、咯痰不爽者：配桔梗、荆芥等同用，如止嗽散（《医学心悟》）。

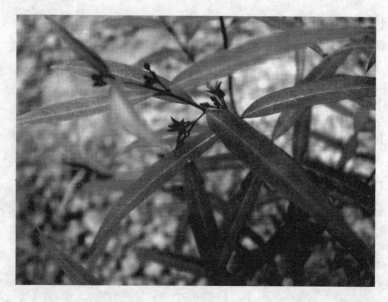

②咳喘浮肿，喉中痰鸣，不能平卧：与紫菀、大戟、半夏等同用，如白前汤（《深师方》）。

③内伤肺热咳喘：配葶苈子、桑白皮等同用，如白前丸（《圣济总录》）。

④久咳、肺气阴两虚者：与沙参、黄芪等配伍。

**【使用注意】**

咳喘属气虚不归元者，不宜用。

# 清化热痰药

## 川贝母

**【来源】**

为百合科植物川贝、暗紫贝母、甘肃贝母或梭砂贝母的鳞茎。前三者按不同性状习称"松贝"和"青贝"；后者称"炉贝"。

**【植物特征】**

多年生草本，鳞茎圆锥形，茎直立，高 15~40 厘米。叶 2~3 对，常对生，少数在中部间有散生或轮生，披针形至线形，先端稍卷曲或不卷曲，无柄。花单生茎顶，钟状，下垂，每花具狭长形叶状苞片 3 枚，先端多少弯曲成钩状。花被通常紫色，较少绿黄色，具紫色斑点或小方格，蜜腺窝在北面明显凸出。

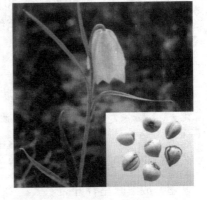

**【生境分布】**

生长于高寒地区、土壤比较湿润的向阳山坡。主产于四川、云南、甘肃等地。

**【采收加工】**

夏、秋二季或积雪融化时采挖，除去须根、粗皮，晒干，生用。

**【性味归经】**

苦、甘，微寒。归肺、心经。

**【功效主治】**

清热润肺，化痰止咳，散结消痈。用于肺热燥咳，干咳少痰，阴虚劳嗽，痰中带血，瘰疬，乳痈，肺痈。

**【用量用法】**

3～10克，煎服。研末服，1～2克。

**【配伍应用】**

①肺阴虚劳嗽，久咳有痰者：常与麦冬、沙参等同用。

②肺热、肺燥咳嗽：常与知母同用，如二母散（《急救仙方》）。

③热毒壅结之乳痈、肺痈：常与鱼腥草、蒲公英等同用。

**【使用注意】**

不宜与川乌、草乌、附子同用。脾胃虚寒及有湿痰者不宜用。

# 浙贝母

**【来源】**

为百合科植物浙贝母的鳞茎。

**【植物特征】**

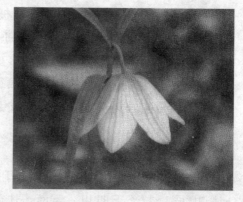

多年生草本，鳞茎半球形，茎单一，直立，圆柱形，高50～80厘米。叶无柄，狭披针形至线形，全缘。下部叶对生，中上部的叶常3～5片轮生，先端钩状；上部叶互生，先端常呈卷须状。花一至数朵，生于茎顶或叶腋，钟形，俯垂；花被淡黄色或黄绿色。蒴果卵圆形，有6条较宽的纵翅，成熟时室背开裂。

**【生境分布】**

生长于湿润的山脊、山坡、沟边及村边草丛中。原产于浙江象山，现主产于浙江鄞县。此外，江苏、安徽、湖南、江西等地亦产。

**【采收加工】**

初夏植株枯萎时采挖，洗净。大小分开，大者除去芯芽，习称"大贝"；小者不去芯芽，习称"珠贝"。分别撞擦，除去外皮，拌以煅过的贝壳粉，吸去擦出的浆汁，干燥；或取鳞茎，大小分开，洗净，除去芯芽，趁鲜切成厚片，洗净，干燥，习称"浙贝片"。

**【性味归经】**

苦，寒。归肺、心经。

**【功效主治】**

清热化痰止咳，解毒散结消痈。用于风热咳嗽，痰火咳嗽，肺痈，乳痈，瘰疬，疮毒。

**【用量用法】**

5~10克，煎服。

**【配伍应用】**

①风热咳嗽及痰热郁肺之咳嗽：前者常配牛蒡子、桑叶同用；后者多配知母、瓜蒌等。

②痰火瘰疬结核：与牡蛎、玄参等同用，如消瘰丸（《医学心悟》）。

③瘿瘤：配昆布、海藻同用。

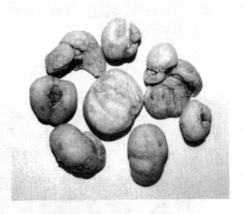

**【使用注意】**

不宜与川乌、草乌、附子同用。

## 瓜蒌

**【来源】**

为葫芦科植物栝楼和双边栝楼的成熟果实。

**【植物特征】**

多年生草质藤本。茎有棱线，卷须2~3歧。叶互生，叶片宽卵状心形，长宽相近，5~14厘米，3~5浅裂至深裂，边缘常再分裂，小裂片较圆，两面稍被毛。雄花生于上端1/3处，3~8朵成总状花序，有时单生，萼片线形，花冠白色，裂片扇状倒三角形，先端流苏长1.5~2厘米；雌花单生，花梗长约6厘米。果实椭圆形至球形，长7~11厘米，果瓤橙黄色。种子扁椭圆形。

【生境分布】

生长于山坡、草丛、林缘半阴处。全国大部分地区均产，主产于河北、河南、安徽、浙江、山东、江苏等地。

【采收加工】

秋季采收，将壳与种子分别干燥。生用，或以仁制霜用。

【性味归经】

甘、微苦，寒。归肺、胃、大肠经。

【功效主治】

清热涤痰，宽胸散结，润燥滑肠。用于肺热咳嗽，痰浊黄稠，胸痹心痛，结胸痞满，乳痈，肺痈，肠痈，大便秘结。

【用量用法】

9~15克，煎服。

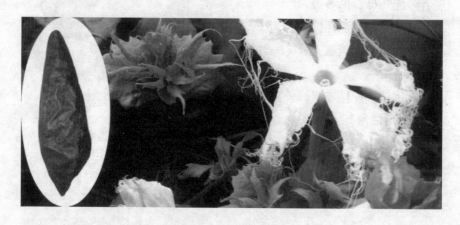

【配伍应用】

①痰热阻肺，咳嗽痰黄，质稠难咯，胸膈痞满者：与黄芩、枳实、胆南星等同用，如清气化痰丸（《医方考》）。

②燥热伤肺，干咳无痰或痰少质黏，咯吐不利者：与天花粉、贝母、桔梗等同用。

③痰气互结，胸阳不通之胸痹疼痛，不得卧者：常配薤白、半夏同用，如栝楼薤白白酒汤、栝楼薤白半夏汤（《金匮要略》）。

**【使用注意】**

本品甘寒而滑，脾虚便溏者及寒痰、湿痰证忌用。不宜与川乌、制川乌、草乌、制草乌、附子同用。

## 前胡

**【来源】**

为伞形科植物白花前胡或紫花前胡的根。

**【植物特征】**

多年生草本，高 30 ~ 120 厘米。主根粗壮，根圆锥形。茎直立，上部呈叉状分枝。基生叶为 2~3 回 3 出式羽状分裂，最终裂片菱状倒卵形，不规则羽状分裂，有圆锯齿；叶柄长，基部有宽鞘，抱茎；茎生叶较小，有短柄。复伞形花序，无总苞片，小总苞片呈线状披针形，花瓣白色。双悬果椭圆形或卵圆形，光滑无毛，背棱和中棱呈线状，侧棱有窄翅。

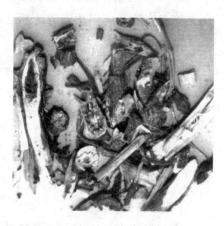

**【生境分布】**

生长于向阳山坡草丛中。主产于浙江、河南、湖南、四川、江西、安徽、湖南、浙江等地。

**【采收加工】**

秋冬季或早春茎叶枯萎或未抽花茎时采挖，除去须根及泥土，晒干，切片生用或蜜炙用。

**【性味归经】**

苦、辛，微寒。归肺经。

**【功效主治】**

降气化痰，散风清热。用于痰热喘满，咯痰黄稠，风热咳嗽痰多。

【用量用法】

3~10克，煎服。或入丸、散。

【配伍应用】

①痰热咳喘：常配杏仁、贝母、桑白皮等药，如前胡散（《圣惠方》）。

②湿痰、寒痰证：常与白前相须为用。

③外感风热，身热头痛，咳嗽痰多：常与桑叶、桔梗、牛蒡子等同用。

④风寒咳嗽：配紫苏、荆芥等同用，如杏苏散（《温病条辨》）。

【使用注意】

阴虚气弱咳嗽者慎服。

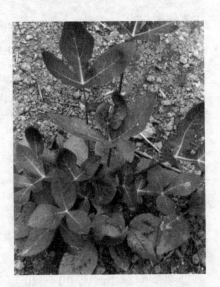

## 桔梗

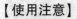

【来源】

为桔梗科植物桔梗的根。

【植物特征】

多年生草本，体内有白色乳汁，全株光滑无毛。根粗大，圆锥形或有分叉，外皮黄褐色。茎直立，有分枝。叶多为互生，少数对生，近无柄，叶片长卵形，边缘有锯齿。花大形，单生于茎顶或数朵成疏生的总状花序；花冠钟形，有蓝紫色、蓝白色、白色、粉红色。蒴果卵形，熟时顶端开裂。

【生境分布】

适宜在土层深厚、排水良好、土质疏松而含腐殖质的砂质土壤上栽培。全国大部分地区均有，以东北、华北地区产量较大，华东地区质量较优。

【采收加工】

秋季采挖，除去须根，刮去外皮，放清水中浸2~3小时，切片，晒干生用或炒用。

【性味归经】

苦、辛，平。归肺经。

【功效主治】

宣肺，利咽，祛痰，排脓。用于咳嗽痰多，胸闷不畅，咽痛音哑，肺痈吐脓。

【用量用法】

3~10克，煎服。或入丸、散。

【配伍应用】

①咳嗽痰多，胸闷不畅：风寒者，配杏仁、紫苏，如杏苏散（《温病条辨》）；风热者，配菊花、桑叶、杏仁，如桑菊饮（《温病条辨》）；若治痰滞胸痞，常配枳壳用。

②外邪犯肺，咽痛失音者：常配甘草、牛蒡子等用，如桔梗汤（《金匮要略》）及加味甘桔汤（《医学心悟》）。

③咽喉肿痛，热毒盛者：可配射干、板蓝根等以清热解毒利咽。

④肺痈咳嗽胸痛、咯痰腥臭者：可配甘草，如桔梗汤（《金匮要略》）；也可配鱼腥草、冬瓜仁等同用。

【使用注意】

本品性升散，凡气机上逆、呕吐、呛咳、眩晕、阴虚火旺、咳血等不宜用，胃、十二指肠溃疡者慎服。用量过大易致恶心呕吐。

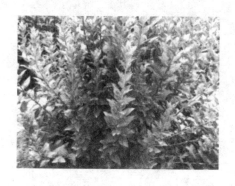
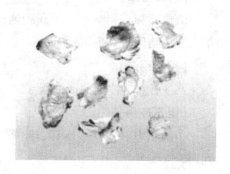

# 胖大海

**【来源】**

为梧桐科植物胖大海的成熟种子。

**【植物特征】**

落叶乔木，高可达 40 米。单叶互生，叶片革质，卵形或椭圆状披针形，通常 3 裂，全缘，光滑无毛。圆锥花序顶生或腋生，花杂性同株；花萼钟状，深裂。骨朵果 1~5 个，着生于果梗，呈船形，长可达 24 厘米。种子棱形或倒卵形，深褐色。

**【生境分布】**

生长于热带地区。主产于泰国、柬埔寨、马来西亚、印度尼西亚、越南、印度等国。

**【采收加工】**

4~6 月果实成熟开裂时，采收种子，晒干。

**【性味归经】**

甘，寒。归肺、大肠经。

**【功效主治】**

清热润肺，利咽开音，润肠通便。用于肺热声哑，干咳无痰，咽喉干痛，热结便闭，头痛目赤。

**【用量用法】**

2~3 枚，沸水泡服或煎服。

**【配伍应用】**

①肺热声哑，咽喉疼痛、咳嗽：常单味泡服；亦可配甘草、桔梗等同用。

②燥热便秘，头痛目赤：可单味泡服。

**【使用注意】**

感冒者禁用。

# 止咳平喘药

## 苦杏仁

【来源】

为蔷薇科植物山杏西伯利亚杏东北杏或杏的成熟种子。

【植物特征】

落叶乔木，高达 10 米。叶互生，广卵形或卵圆形，先端短尖或渐尖，基部阔楔形或截形，边缘具细锯齿或不明显的重锯齿；叶柄多带红色，近基部有 2 腺体。花单生，先叶开放，几无花梗；萼筒钟状，带暗红色，萼片 5，裂片比萼筒稍短，花后反折；花瓣白色或粉红色。核果近圆形，果肉薄，种子味苦。核坚硬，扁心形，沿腹缝有沟。

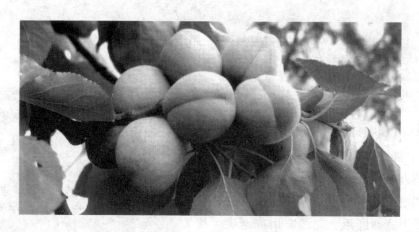

【生境分布】

多栽培于低山地或丘陵山地。主产于我国东北、内蒙古、华北、西北、新疆及长江流域。

【采收加工】

夏季采收成熟果实，除去果肉及核壳，晾干，生用。

**【性味归经】**

苦，微温。有小毒。归肺、大肠经。

**【功效主治】**

降气止咳平喘，润肠通便。用于咳嗽气喘，胸满痰多，肠燥便秘。

**【用量用法】**

5～10克，煎服。宜打碎入煎，生品入煎剂宜后下；或入丸、散。

**【配伍应用】**

①风寒咳喘，胸闷气逆：配甘草、麻黄，如三拗汤（《伤寒论》）。

②风热咳嗽，发热汗出：配菊花、桑叶，如桑菊饮（《温病条辨》）。

③燥热咳嗽，痰少难咯：配贝母、桑叶、沙参，如桑杏汤（《温病条辨》）、清燥救肺汤（《医门法律》）。

④肺热咳喘：配麻黄、石膏等，如麻杏石甘汤（《伤寒论》）。

**【使用注意】**

阴虚咳喘及大便溏泻者忌用。内服不宜过量，以免中毒，婴儿慎用。


# 紫苏子

**【来源】**

为唇形科植物紫苏的成熟果实。

**【植物特征】**

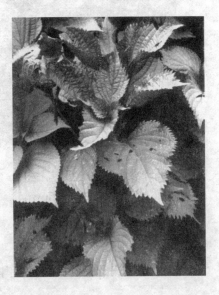

一年生直立草本，高1米左右，茎方形，紫或绿紫色，上部被有紫或白色毛。叶对生，有长柄；叶片皱，卵形或卵圆形，先端突出或渐尖，基部近圆形，边缘有粗锯齿，两面紫色或仅下面紫色，两面疏生柔毛，下面有细腺点。总状花序顶生或腋生，稍偏侧；苞片卵形，花萼钟形，外面下部密生柔毛；花冠二唇形，红色或淡红色。小坚果倒卵形，灰棕色。

【生境分布】

生长于山坡、溪边、灌丛中。主产于江苏、安徽、河南等地。

【采收加工】

秋季果实成熟时采收，晒干。生用或微炒，用时捣碎。

【性味归经】

辛，温。归肺经。

【功效主治】

降气化痰，止咳平喘，润肠通便。用于痰壅气逆，咳嗽气喘，肠燥便秘。

【用量用法】

3~10克，煎服。煮粥食或入丸、散。

【配伍应用】

①痰壅气逆，咳嗽气喘，痰多胸痞，甚则不能平卧之证：常配莱菔子、白芥子，如三子养亲汤（《韩氏医通》）。

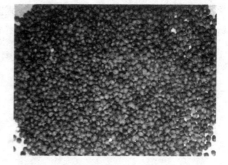

②上盛下虚之久咳痰喘：配当归、肉桂、厚朴，如苏子降气汤（《和剂局方》）。

③肠燥便秘：常配杏仁、瓜蒌仁、火麻仁等，如紫苏麻仁粥（《济生方》）。

【使用注意】

阴虚喘咳及脾虚便溏者慎用。


百部

【来源】

为百部科植物直立百部蔓生百部或对叶百部的块根。

【植物特征】

直立百部：多年生草本，高30~60厘米。茎直立，不分枝，有纵纹。

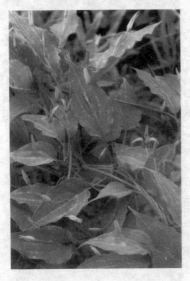

叶常3～4片轮生，偶为5片；卵形、卵状椭圆形至卵状披针形，长3.5～5.5厘米，宽1.8～3.8厘米，先端急尖或渐尖，基部楔形，叶脉通常5条，中间3条特别明显；有短柄或几无柄。花腋生，多数生于近茎下部呈鳞片状的苞腋间；花梗细长，直立或斜向上。花期3～4月。

蔓生百部：多年生草本，高60～90厘米，全体平滑无毛。根肉质，通常作纺锤形，数个至数十个簇生。茎上部蔓状，具纵纹。叶通常4片轮生；卵形或卵状披针形，长3～9厘米，宽1.5～4厘米，先端锐尖或渐尖，全缘或带微波状，基部圆形或近于截形，偶为浅心形，中脉5～9条；叶柄线形，长1.5～2.5厘米。花梗丝状，长1.5～2.5厘米，其基部贴生于叶片中脉上，每梗通常单生1花；花被4片，淡绿色，卵状披针形至卵形；雄蕊4，紫色，花丝短，花药内向，线形，顶端有一线形附属体；子房卵形，甚小，无花柱。蒴果广卵形而扁；内有长椭圆形的种子数粒。花期5月，果期7月。

对叶百部：多年生攀援草本，高达5米。块根肉质，纺锤形或圆柱形，长15～30厘米。茎上部缠绕。叶通常对生；广卵形，长8～30厘米，宽2.5～10厘米，基部浅心形，全缘或微波状，叶脉7～11条；叶柄长4～6厘米。花腋生；花下具1披针形的小苞片；花被4片，披针形，黄绿色，有紫色脉纹。蒴果倒卵形而扁。花期5～6月。

【生境分布】

生长于阳坡灌木林下或竹林下。主产于安徽、江苏、湖北、浙江、山东等地。

【采收加工】

春、秋二季采挖，除去须根，洗净，置沸水中略烫或蒸至无白心，取出，晒干，切生用，或蜜炙用。

【性味归经】

甘、苦，微温。归肺经。

**【功效主治】**

润肺下气止咳，杀虫灭虱。用于新久咳嗽，肺痨咳嗽，顿咳；外用于头虱，体虱，蛲虫病，阴痒。蜜百部润肺止咳，用于阴虚劳嗽。

**【用量用法】**

3~9克，煎服。外用：适量，水煎或酒浸。久咳虚嗽宜蜜炙用。

**【配伍应用】**

①风寒咳嗽：配桔梗、荆芥、紫菀等，如止嗽散（《医学心悟》）。

②久咳不已、气阴两虚者：配沙参、黄芪、麦冬等，如百部汤（《本草汇言》）。

③肺痨咳嗽、阴虚者：常配麦冬、沙参、川贝母等。

**【使用注意】**

易伤胃滑肠，脾虚便溏者慎服。本品具有小毒，服用过量，可引起呼吸中枢麻痹。

# 款冬花

**【来源】**

为菊科植物款冬的花蕾。

**【植物特征】**

多年生草木，高10~25厘米。叶基生，具长柄，叶片圆心形，先端近圆或钝尖，基部心形，边缘有波状疏齿，下面密生白色茸毛。花冬季先叶开放，花茎数个，被白茸毛；鳞状苞叶椭圆形，淡紫褐色；头状花序单一顶生，黄色，外具多数被茸毛的总苞片，边缘具多层舌状花，雌性，中央管状花两性。

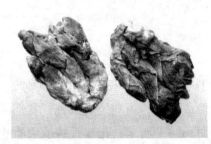

**【生境分布】**

生长于河边、沙地。栽培与野生均有。主产于河南、甘肃、山西、陕西等地。

**【采收加工】**

12月或地冻前当花尚未出土时采挖，除去花梗，阴干，生用，或蜜炙用。

**【性味归经】**

辛、微苦，温。归肺经。

**【功效主治】**

润肺下气，止咳化痰。用于新久咳嗽，喘咳痰多，劳嗽咳血。

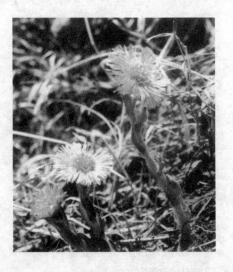

**【用量用法】**

5~10克，煎服。外感暴咳宜生用，内伤久咳宜炙用。

**【配伍应用】**

①咳嗽偏寒：可与紫菀、干姜、五味子同用，如款冬煎（《千金方》）。

②肺热咳喘：配桑叶、知母、贝母同用，如款冬花汤（《圣济总录》）。

③肺气虚弱，咳嗽不已：与人参、黄芪等同用。

④阴虚燥咳：配麦冬、沙参等同用。

**【使用注意】**

大便溏泄者不宜用。


# 马兜铃

**【来源】**

为马兜铃科植物北马兜铃或马兜铃的成熟果实。

**【植物特征】**

多年生缠绕草本，基部木质化，全株无毛。根细长，在土下延伸，到处生苗。叶三角状椭圆形至卵状披针形或卵形，顶端短尖或钝，基部两侧有圆形的耳片。花单生于叶腋；花柄长约1厘米，花被管状或喇叭状，略弯斜，基部膨大成球形，中部收缩成管状，缘部卵状披针形，上部暗紫色，下部绿色。

**【生境分布】**

生长于郊野林缘、路边、灌丛中散生。前者主产于黑龙江、吉林、河北等地；后者主产于山东、江苏、安徽、浙江等地。

**【采收加工】**

秋季果实由绿变黄时采收，晒干，生用、炒用或蜜炙用。

**【性味归经】**

苦、微寒。归肺、大肠经。

**【功效主治】**

清肺降气，止咳平喘，清肠消痔。用于肺热喘咳，痰中带血，肠热痔血，痔疮肿痛。

**【用量用法】**

3～9克，煎服。外用：适量，煎汤熏洗。一般生用，肺虚久咳者炙用。

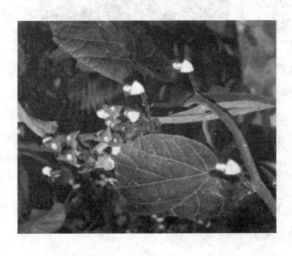
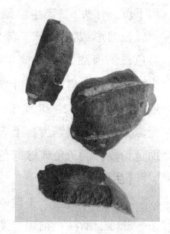

**【配伍应用】**

①肺热咳喘：常配黄芩、桑白皮、枇杷叶等同用。

②肺虚火盛，喘咳咽干，或痰中带血者：与阿胶等同用，如补肺阿胶散（《小儿药证直诀》）。

③痔疮肿痛或出血：常配白术、生地黄等药内服；也可配地榆、槐

角煎汤熏洗患处。

**【使用注意】**

本品含马兜铃酸，可引起肾脏损害等不良反应；儿童及老人慎用；孕妇、婴幼儿及肾功能不全者禁用。

# 枇杷叶

**【来源】**

为蔷薇科植物枇杷的叶。

**【植物特征】**

本植物为常绿小乔木，小枝密生锈色绒毛。叶互生。革质，具短柄或近无柄；叶片长倒卵形至长椭圆形，边缘上部有疏锯齿；表面多皱，深绿色，背面及叶柄密被锈色绒毛。圆锥花序顶生，长 7～16 厘米，具淡黄色绒毛；花芳香，萼片 5，花瓣 5，白色；雄蕊 20；子房下位，柱头 5，离生。梨果卵圆形、长圆形或扁圆形，黄色至橙黄色，果肉甜。种子棕褐色，有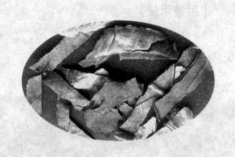光泽，圆形或扁圆形。叶柄短，被棕黄色毛茸。叶片革质，呈长椭圆形或倒卵形，长 12～28 厘米，宽 3～9 厘米。先端尖，基部楔形，边缘基部全缘，上部有疏锯齿。上表面灰绿色、黄棕色或红棕色，有光泽；下表面色稍浅，淡灰色或棕绿色，密被黄色茸毛。主脉显著隆起，侧脉羽状。

**【生境分布】**

常栽种于村边、平地或坡边。全国大部分地区均有栽培。主产于广东、江苏、浙江、福建、湖北等地。

**【采收加工】**

全年均可采收，晒干，刷去毛，切丝生用或蜜炙用。

**【性味归经】**

苦，微寒。归肺、胃经。

【功效主治】

清肺止咳，降逆止呕。用于肺热咳嗽，气逆喘急，胃热呕逆，烦热口渴。

【用量用法】

6~10 克，煎服。止咳宜炙用，止呕宜生用。

【配伍应用】

①肺热咳嗽，气逆喘急：可单用制膏服用；或与黄芩、栀子、桑白皮等同用，如枇杷清肺饮（《医宗金鉴》）。

②燥热咳喘，咯痰不爽，口干舌红者：宜与麦冬、桑叶、阿胶等同用，如清燥救肺汤（《医门法律》）。

③胃热呕吐，哕逆：常配竹茹、陈皮等同用。

【使用注意】

入药需去毛。风寒咳嗽或胃寒呕吐慎服。

# 第十三章　安神药

## 养心安神药

### 酸枣仁

**【来源】**

为鼠李科植物酸枣的干燥成熟种子。

**【植物特征】**

落叶灌木或小乔木，枝上有两种刺：一为针状直形，长 1~2 厘米；一为向下反曲，长约 5 毫米。单叶互生，叶片椭圆形至卵状披针形，托叶细长，针状。花黄绿色，2~3 朵簇生叶腋，花梗极短。核果近球形，先端尖，具果柄，熟时暗红色。

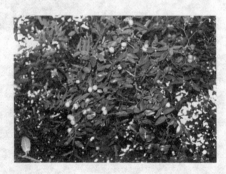

**【生境分布】**

生长于阳坡或干燥瘠土处，常形成灌木丛。主产于河北、陕西、辽宁、河南、山西、山东、甘肃等地。

**【采收加工】**

秋末冬初采收成熟果实，除去果肉及核壳，收集种子，晒干。生用或炒用，用时捣碎。

**【性味归经】**

甘、酸，平。归肝、胆、心经。

**【功效主治】**

养心补肝，宁心安神，敛汗，生津。用于虚烦不眠，惊悸多梦，体虚多汗，津伤口渴。

**【用量用法】**

10~145 克，煎服。研末吞服，每次 1.5~2 克，本品炒后质脆易碎，便于煎出有效成分，可增强疗效。

**【配伍应用】**

①心悸失眠：与白芍、当归、龙眼肉、何首乌等配伍同用。

②肝虚有热之虚烦不眠：与茯苓、知母、川芎等同用，如酸枣仁汤（《金匮要略》）。

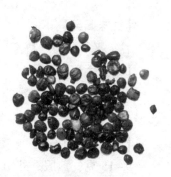

③心脾气血亏虚，惊悸不安，体倦失眠者：与当归、黄芪、党参等配伍应用，如归脾汤（《校注妇人良方》）。

**【使用注意】**

肠滑泄泻、心脾实热、感冒风寒者不宜服用。


# 首乌藤

**【来源】**

为蓼科植物何首的干燥藤茎。

**【植物特征】**

多年生缠绕草本。根细长，末端成肥大的块根，外表红褐色至暗褐色。茎基部略呈木质，中空。叶互生，具长柄，叶片狭卵形或心形，长 4~8 厘米，宽 2.5~5 厘米，先端渐尖，基部心形或箭形，全缘或微带波状，上面深绿色，下面浅绿色，两面均光滑无毛。托叶膜质，鞘状，褐色，抱茎，长 5~7 毫米。花小，直径约 2 毫米，多数，密聚成大形圆锥花序，小花梗具节，基部具膜质苞片；花被绿白色，花瓣状，5 裂，裂片倒卵形，大小不等，外面 3 片的背部有翅；雄蕊 8，比花被短；雌蕊 1，子房三角形，花柱短，柱头 3 裂，头状。瘦果椭圆形，有 3 棱，长 2~3.5 毫米，黑色光亮，外包宿存花被，花被成明显的 3 翅，成熟时褐色。花期 10 月，果期 11 月。

**【生境分布】**

生长于草坡、路边、山坡石隙及灌木丛中。主产于河南、湖南、湖北、江苏、浙江等地。

**【采收加工】**

秋、冬二季采割，除去残叶，捆成把，干燥。切段，生用。

**【性味归经】**

甘，平。归心、肝经。

**【功效主治】**

养血安神，祛风通络。用于失眠多梦，血虚身痛，风湿痹痛，皮肤瘙痒。

**【用量用法】**

9~15 克，煎服。外用：适量，煎水洗患处。

**【配伍应用】**

①阴虚血少之失眠多梦，心神不宁，头目眩晕等症：常与合欢皮、柏子仁、酸枣仁等同用；若失眠而阴虚阳亢者，可与龙骨、珍珠母、牡蛎等药配伍。

②血虚身痛：与当归、鸡血藤、川芎等配伍。

③风湿痹痛：与独活、羌活、秦艽、桑寄生等同用。

④风疹疥癣等皮肤瘙痒症：与浮萍、蝉蜕、蛇床子、地肤子等同用，煎汤外洗。

**【使用注意】**

躁狂属实火者慎服。

## 合欢草

**【来源】**

为豆科植物合欢的干燥树皮。

**【植物特征】**

落叶乔木，高 4~15 米。羽片 4~12 对，小叶 10~30 对，长圆形至线形，两侧极偏斜。花序头状，多数，伞房状排列，腋生或顶生；花淡红色。荚果线形，扁平，幼时有毛。

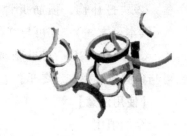

**【生境分布】**

生长于林边、路旁及山坡上。全国大部分地区都有分布，主产于长江流域各省。

**【采收加工】**

夏、秋二季剥取，晒干，切段。用清水浸泡洗净，捞出，闷润后再切块或切丝，干燥。

**【性味归经】**

甘，平。归心、肝、肺经。

**【功效主治】**

解郁安神，活血消肿。用于心神不安，忧郁失眠，肺痈，疮肿，跌仆伤痛。

**【用量用法】**

6~12 克，煎服。外用：适量，研末调敷。

**【配伍应用】**

①情志不遂，愤怒忧郁，烦躁失眠，心神不宁等症：可单用或与柏子仁、首乌藤、酸枣仁、郁金等配伍应用。

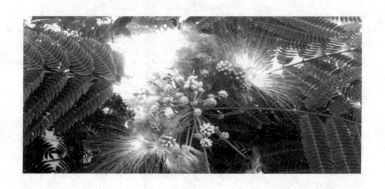

②跌打仆伤，损筋折骨：用合欢皮配麝香、乳香研末，温酒调服（《续本事方》）；亦可与红花、桃仁、没药、乳香、骨碎补等同用。

③肺痈，胸痛，咳吐脓血：单用有效，如黄昏汤（《千金方》）；亦可与鱼腥草、桃仁、冬瓜仁、芦根等同用。

**【使用注意】**

孕妇慎用。

# 第十四章　平肝息风药

## 平抑肝阳药

### 蒺藜

【来源】

为蒺藜科植物蒺藜的干燥成熟果实。

【植物特征】

一年生或多年生草本，全株密被灰白色柔毛。茎匍匐，由基部生出多数分枝，枝长 30～60 厘米，表面有纵纹。双数羽状复叶，对生，叶连柄长 2.5～6厘米；托叶对生，形小，永存，卵形至卵状披针形；小叶 5～7 对，具短柄或几无柄，小叶片长椭圆形，长 5～16 毫米，宽 2～6 毫米，先端短尖或急尖，基部常偏斜，上面仅中脉及边缘疏生细柔毛，下面毛较密。花单生叶腋间，直径 8～20 毫米，花梗丝状；萼片 5，卵状披针形，边缘膜质透明；花瓣 5，黄色，倒广卵形；花盘环状；雄蕊 10，生于花盘基部，其中 5 枚较长且与花瓣对生，在基部的外侧各有 1

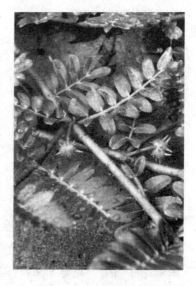

个小腺体，花药椭圆形，花丝丝状；子房上位，卵形，通常 5 室，花柱短，圆柱形，柱头 5，线形。果五角形，直径约 1 厘米，由 5 个果瓣组成，成熟时分离，每果瓣呈斧形，两端有硬尖刺各一对，先端隆起，具细短刺。每分果有种子 2~3 枚。花期 5~7 月，果期 7~9 月。

**【生境分布】**

生长于沙丘、路旁。主产于河南、河北、山东、安徽等地。

**【采收加工】**

秋季果实成熟时采收。割植株，晒干，打下果实，除去杂质。炒黄或盐炙用。

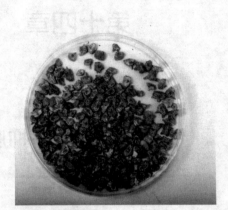

**【功效主治】**

平肝疏肝，祛风明目。

**【用量用法】**

6~9 克，煎服。或入丸、散剂。外用：适量。

**【配伍应用】**

①肝阳上亢，头晕目眩等症：与珍珠母、钩藤、菊花等同用。

②肝郁气滞，胸胁胀痛：与香附、柴胡、青皮等同用。

③肝郁乳汁不通、乳房作痛：可单用本品研末服；或与穿山甲、王不留行等配伍应用。

**【使用注意】**

孕妇慎用。


# 罗布麻叶

**【来源】**

为夹竹桃科植物罗布麻的干燥叶。

**【植物特征】**

半灌木，高 1.5~4 米，全株有白色乳汁，枝条常对生，无毛。紫红色或淡红色，背阴部分为绿色。叶对生，在中上部分枝处或互生。单歧聚伞花序顶生，花萼 5 深裂；花冠紫红色或粉红色，钟状，上部 5 裂，花冠内有 3 条明显紫红色脉纹，基部内侧有副花冠及花盘。果长角状，叉生。种子多数，顶生一簇白色细长毛。

【生境分布】

生长于河岸、山沟、山坡的砂质地。主产于我国东北、西北、华北等地。现江苏、山东、安徽、河北等地有大量种植。

【采收加工】

夏季采收，晒干或阴干，亦有蒸炒揉制后用者，除去杂质，干燥。

【性味归经】

甘、苦，凉。归肝经。

【功效主治】

平肝安神，清热利水。用于肝阳眩晕，心悸失眠，浮肿尿少。

【用量用法】

6~12 克，煎服或开水泡服。

【配伍应用】

①肝阳上亢之头晕目眩：本品单用有效，煎服或开水泡代茶饮；亦可与牡蛎、代赭石、石决明等同用。

②肝火上攻之头晕目眩：与钩藤、野菊花、夏枯草等配伍。

③水肿、小便不利而有热者：可单用取效；或配伍车前子、猪苓、木通、泽泻等同用。

【使用注意】

脾胃虚寒者，不宜长期服用。

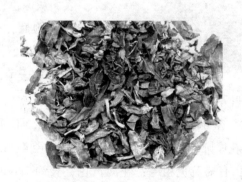

# 息风止痉药

## 钩藤

### 【来源】

为茜草科植物钩藤、大叶钩藤、毛钩藤、华钩藤或无柄果钩藤的干燥带钩茎枝。

### 【植物特征】

钩藤：为干燥的带钩茎枝，茎枝略呈方柱形，长约2厘米，直径约2毫米，表面红棕色或棕褐色，一端有一环状的茎节，稍突起，节上有对生的两个弯钩，形如船锚，尖端向内卷曲，亦有单钩的，钩大小不一，基部稍圆，径2~3毫米，全体光滑，略可见纵纹理。质轻而坚，不易折断，断面外层呈棕红色，髓部呈淡黄色而疏松如海绵状。气无，味淡。

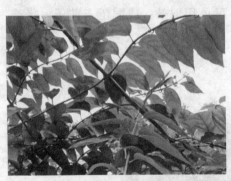

以双钩形如锚状、茎细、钩结实、光滑、色红褐或紫褐者为佳。

华钩藤：性状与钩藤大致相同。唯茎枝呈方柱形，径2~3毫米，表面灰棕色，钩基部稍阔。

大叶钩藤：攀援状大藤本，高12~15米。小枝压扁，有褐色疏粗毛，每一节上有双钩，钩幼时亦有疏粗毛。叶革质，宽椭圆形或长椭圆形，长10~16厘米，宽6~12厘米，先端锐尖，基部圆形或心形，上面近光滑，下面有褐黄色粗毛；托叶2裂。头状花序圆球形，单生叶腋，开花时径4~4.5厘米，花序柄长3.5~6.5厘米，有褐黄色粗毛；花淡黄色，长约1.6厘米，萼管长，5裂；花冠管状漏斗形，5裂。裂片覆瓦状排列；雄蕊5；子房下位，纺锤形，2室。蒴果有长柄，纺锤形，长1~1.5厘米，有粗毛。花期夏季。

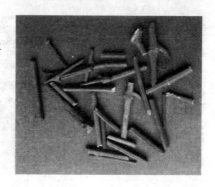

**【生境分布】**

生长于灌木林或杂木林中。产于长江以南至福建、广东、广西等地。

**【采收加工】**

秋、冬二季采，去叶，切段，晒干。

**【性味归经】**

甘，凉。归肝、心包经。

**【功效主治】**

息风定惊，清热平肝。用于肝风内动，惊痫抽搐，高热惊厥，感冒夹惊，小儿惊啼，妊娠子痫，头痛眩晕。

**【用量用法】**

3～12克，煎服。入煎剂宜后下。

**【配伍应用】**

①头痛，眩晕：属肝火者，与夏枯草、栀子、龙胆草、黄芩等配伍；属肝阳者，常与天麻、石决明、杜仲、怀牛膝、茯神等同用，如天麻钩藤饮（《杂病证治新义》）。

②小儿急惊风，壮热神昏、牙关紧闭、手足抽搐者：与天麻、僵蚕、全蝎、蝉蜕等同用，如钩藤饮子（《小儿药证直诀》）。

③小儿惊啼、夜啼：与薄荷、蝉蜕同用。

**【使用注意】**

无风热及实热者应慎用。


# 天麻

**【来源】**

为兰科植物天麻国的干燥块茎。

**【植物特征】**

多年生寄生植物。寄主为密环菌，以密环菌的菌丝或菌丝的分泌物为营养源。块茎横生，椭圆形或卵圆形，肉质。茎单一，直立，黄红色。叶退化成膜质鳞片状，互生，下部鞘状抱茎。总状花序顶生；苞片膜质，

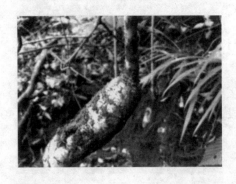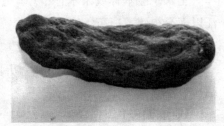

披针形或狭叶披针形，膜质，具细脉。花淡绿黄色或橙红色，花被下部合生成歪壶状，顶端 5 裂；唇瓣高于花被管 2/3，能育冠状雄蕊 1 枚，着生于雄蕊上端子房柄扭转。蒴果长圆形或倒卵形。种子多而极小，呈粉末状。

【生境分布】

生长于腐殖质较多而湿润的林下，向阳灌木丛及草坡也有。主产于安徽、陕西、四川、云南、贵州等地。

【采收加工】

立冬后至次年清明前采挖，冬季茎枯时采挖者名"冬麻"，质量优良；春季发芽时采挖者名曰"春麻"，质量较差。采挖后，立即洗净，蒸透，敞开低温干燥。用时润透或蒸软，切片。

【性味归经】

甘，平。归肝经。

【功效主治】

息风止痉，平肝抑阳，祛风通络。用于小儿惊风，癫痫抽搐，破伤风，头痛眩晕，手足不遂，肢体麻木，风湿痹痛。

【用量用法】

3~10 克，煎服。研末冲服，每次 1~1.5 克。

【配伍应用】

①小儿脾虚慢惊：与白术、人参、白僵蚕等药配伍，如醒脾丸（《普济本事方》）。

②小儿诸惊：与全蝎、白僵蚕、制南星同用，如天麻丸（《魏氏家藏方》）。

③破伤风痉挛抽搐、角弓反张：与白附子、天南星、防风等药配伍，如玉真散（《外科正宗》）。

**【使用注意】**

津液衰少，血虚、阴虚者慎用天麻；不可与御风草根同用，否则有令人肠结的危险。

# 第十五章　开窍药

## 石菖蒲

**【来源】**

为天南星科植物石菖蒲的干燥根茎。

**【植物特征】**

多年生草本。根茎横卧，具分枝，因而植株呈丛生状，分枝常被纤维状宿存叶基。叶基生，剑状线形，无中脉，平行脉多数，稍隆起。花茎扁三棱形，肉穗花序圆柱状，佛焰苞片叶状，较短，为肉穗花序长的1~2倍，花黄绿色。浆果倒卵形。

**【生境分布】**

生长于阴湿环境，在枝叶密度较大的树下也能生长。我国长江流域以南各省均有分布，主产于四川、浙江、江苏等地。

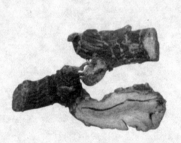

**【采收加工】**

秋、冬二季采挖，除去须根及泥沙，晒干。生用。

**【性味归经】**

辛、苦，温。归心、胃经。

**【功效主治】**

开窍豁痰，醒神益智，化湿开胃。用于神昏癫痫，健忘失眠，耳鸣耳聋，脘痞不饥，噤口下痢。

**【用量用法】**

3~10克，煎服。鲜品加倍。

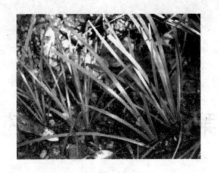

**【配伍应用】**

①中风痰迷心窍，神志昏乱、舌强不能语：与天南星、半夏、橘红等合用，如涤痰汤（《济生方》）。

②痰热蒙蔽，高热、神昏谵语者：与半夏、郁金、竹沥等配伍，如菖蒲郁金汤（《温病全书》）。

③痰热癫痫抽搐：与竹茹、枳实、黄连等配伍，如清心温胆汤（《古今医鉴》）。

**【使用注意】**

阴虚阳亢的人慎服。石菖蒲中挥发油能兴奋脊髓神经，引起抽搐等证，外界刺激可诱发和加剧，可因强直性惊厥而死亡。凡阴亏血虚及精滑多汗者不宜用。

# 第十六章  补虚药

## 补气药

### 人参

**【来源】**

为五加科植物人参的根。

**【植物特征】**

多年生草本，根状茎（芦头）短，上有茎痕（芦碗）和芽苞；茎单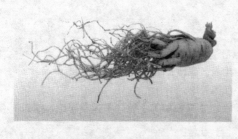生，直立，高 40~60 厘米。叶为掌状复叶，2~6 枚轮生茎顶，小叶 3~5，中部的一片最大，卵形或椭圆形，基部楔形，先端渐尖，边缘有细尖锯齿，上面沿中脉疏被刚毛。伞形花序顶生，花小，花萼钟形；花瓣淡黄绿色；浆果状核果扁球形或肾形，成熟时鲜红色；种子扁圆形，黄白色。

**【生境分布】**

生长于昼夜温差小的海拔 500~1100 米山地缓坡或斜坡地的针阔混交林或杂木林中。主产于吉林、辽宁、黑龙江。以吉林抚松县产量最大，质量最好，称吉林参。野生者名"山参"；栽培者称"园参"。

**【采收加工】**

园参一般应栽培6~7年后收获。鲜参洗净后干燥者称"生晒参";蒸制后干燥者称"红参";加工断下的细根称"参须";山参经晒干称"生晒山参"。切片或粉碎用。

**【性味归经】**

甘、微苦,微温。归脾、肺、心、肾经。

**【功效主治】**

大补元气,复脉固脱,补脾益肺,生津养血,安神益智。用于体虚欲脱,肢冷脉微,脾虚食少,肺虚喘咳,津伤口渴,内热消渴,气血虚亏,久病虚羸,惊悸失眠,阳痿宫冷。

**【用量用法】**

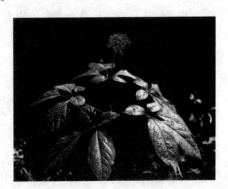

3~9克,煎服。挽救虚脱可用15~30克,宜文火另煎分次兑服。野山参研末吞服,每次2克,每日2次。

**【配伍应用】**

①元气虚脱证:单用有效,如独参汤(《景岳全书》)。

②气虚欲脱兼见汗出,四肢逆冷者:与附子同用,如参附汤(《正体类要》)。

③气虚欲脱兼见汗出身暖,渴喜冷饮,舌红干燥者:与五味子、麦冬配伍,如生脉散(《内外伤辨惑论》)。

④肺气咳喘、痰多者:与紫苏子、五味子、杏仁等药同用,如补肺汤(《千金方》)。

**【使用注意】**

不宜与藜芦同用。实证、热证而正气不虚者忌服。畏五灵脂、萝卜。服人参时不宜喝茶、食萝卜,以免影响药力。

# 西洋参

**【来源】**

为五加科植物西洋参的根。

## 【植物特征】

多年生草本。茎单一，不分枝。一年生无茎，生3出复叶1枚，二年生有两枚3出或5出复叶；3~5年轮生三五枚掌状复叶，复叶中两侧小叶较小，中间一片小叶较大，小叶倒卵形，边缘具细重锯齿，但小叶下半部边缘的锯齿不明显。总叶柄长4~7厘米。伞状花序顶生，总花梗较叶柄略长。花6~20朵，绿色。浆果状核果，扁圆形，熟时鲜红色，种子2枚。

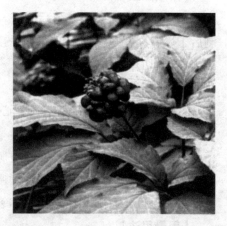

## 【生境分布】

均系栽培品，生长于土质疏松、土层较厚、肥沃、富含腐殖质的森林沙质壤上。主产于美国、加拿大。我国北京、吉林、辽宁等地亦有栽培。

## 【采收加工】

秋季采挖生长3~6年的根，切片生用。

## 【性味归经】

甘、微苦，凉。归心、肺、肾经。

## 【功效主治】

补气养阴，清热生津。用于气虚阴亏，虚热烦倦，咳喘痰血，内热消渴，口燥咽干。

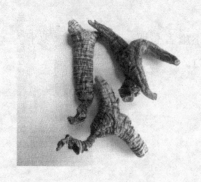

## 【用量用法】

3~6克，另煎兑服。

## 【配伍应用】

①气阴两伤证：与五味子、麦冬等同用。

②肺气虚及肺阴虚证：与麦冬、玉竹、川贝母等同用。

③气阴两虚之心悸心痛，失眠多

梦：与麦冬、甘草、生地黄等同用。

④脾气阴两虚之纳呆食滞，口渴思饮：与山药、太子参、谷芽、神曲等同用。

**【使用注意】**

本品不宜与藜芦同用。中阳虚衰、寒湿中阻及气郁化火等实证、火郁之证均应忌服。反藜芦，忌铁器及火炒炮制本品。

# 党参

**【来源】**

为桔梗科植物党参、素花党参的根。

**【植物特征】**

多年生草本，有白色乳汁，根肥大肉质，呈长圆柱形，顶端有膨大的根头，具多数瘤状茎痕；茎缠绕，长而多分枝。叶在主茎及侧枝上互生，在小枝上近对生，叶卵形，全缘或微波状，上面绿色，被糙伏毛，下面粉绿色，密被柔毛。花单生于枝端；花萼贴生至于房中部，花冠阔钟状，黄绿色，内面有紫斑。蒴果短圆锥状，种子细小，多数。

**【生境分布】**

生长于山地林边及灌丛中。主产于山西、陕西、甘肃、四川、云南、贵州、湖北、河南、内蒙古及东北等地；现大量栽培。

**【采收加工】**

秋季采挖洗净，晒干，切厚片，生用。

**【性味归经】**

甘，平。归脾、肺经。

**【功效主治】**

健脾益肺，养血生津。用于脾肺气虚，食少倦怠，咳嗽虚喘，气血不足，面色萎黄，心悸气短，津伤口渴，内热消渴。

【用量用法】

9～30 克，煎服。

【配伍应用】

①中气不足的体虚倦怠、食少便溏等症：与茯苓、白术等同用。

②肺气亏虚的咳嗽气促、语声低弱等症：与蛤蚧、黄芪等品同用。

③气血两虚证：与白术、黄芪、熟地黄、当归等同用。

④气津两伤证：与五味子、麦冬等同用。

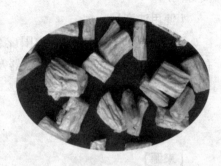

【使用注意】

本品不宜与藜芦同用。本品虽药性平和，但味甘，能补气生热助邪，虚弱无实邪者宜用。气滞者禁用，正虚邪实者不宜单独用。畏五灵脂。

# 太子参

【来源】

为石竹科植物异叶假繁缕的块根。

【植物特征】

多年生草本，块根纺锤形，茎多单生直立，节部膨大。叶对生，下部的叶片窄小，长倒披针形，叶基渐狭，全缘；上部的叶片较大，卵状披针形或菱状卵形，叶基渐狭成楔形，叶缘微波状，茎顶端两对叶稍密集，叶大，呈十字型排列。花两型，茎下部腋生小的闭锁花，5 片花瓣；茎端的花大型，披针形。蒴果近球形。

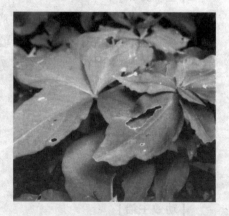

【生境分布】

生长于林下富腐殖质的深厚土壤中。主产于福建、江苏、山东、安徽。其中，福建省柘荣县是全国最大的太子参产地。

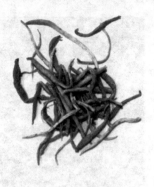

**【采收加工】**

夏季茎叶大部分枯萎时采挖，除去须根，置沸水中略烫后晒干或直接晒干，生用。

**【性味归经】**

甘、微苦，平。归脾、肺经。

**【功效主治】**

益气健脾，生津润肺。用于脾虚体倦，食欲不振，病后虚弱，气阴不足，自汗口渴，肺燥干咳。

**【用量用法】**

9~30克，煎服。

**【配伍应用】**

①脾气虚弱、胃阴不足所致食少倦怠，口干舌燥：与石斛、山药等同用。

②心气与心阴两虚所致心悸不眠，虚热汗多：与酸枣仁、五味子等同用。

**【使用注意】**

邪实之证慎用。一般不宜与藜芦配伍。

# 黄芪

**【来源】**

为豆科植物蒙古黄芪或膜荚黄芪的干燥根。

**【植物特征】**

多年生草本。茎直立，上部有分枝。奇数羽状复叶互生，小叶12~18对；小叶片广椭圆形或椭圆形，下面被柔毛；托叶披针形。总状花序腋生；花萼钟状，密被短柔毛，具5萼齿；花冠黄色，旗瓣长圆状倒卵形，翼瓣及龙骨瓣均有长爪；雄蕊10，二体；子房有长柄。荚果膜质，半卵圆形，无毛。花期6~7月，果期7~9月。

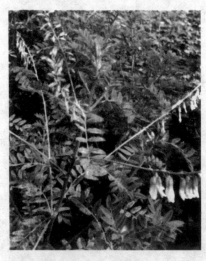

**【生境分布】**

生长于土层深厚、土质疏松、肥沃、排水良好、向阳高燥的中性或微酸性砂质壤土，平地或向阳的山坡均可种植。主产于内蒙古、山西、黑龙江等地。

**【采收加工】**

春、秋二季采挖，除去须根及根头，晒干，切片，生用或蜜炙用。

**【性味归经】**

甘，微温。归肺、脾经。

**【功效主治】**

补气升阳，固表止汗，利水消肿，生津养血，行滞通痹，托毒排脓，敛疮生肌。用于气虚乏力，食少便溏，中气下陷，久泻脱肛，便血崩漏，表虚自汗，气虚水肿，内热消渴，血虚萎黄，半身不遂，痹痛麻木，痈疽难溃，久溃不敛。

**【用量用法】**

9~30克，煎服。蜜炙可增强其补中益气作用。

**【配伍应用】**

①脾气虚弱，倦怠乏力，食少便溏：可单用熬膏服；或与白术、党参等配伍。

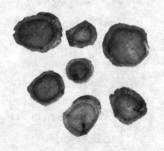

②脾虚中气下陷之久泻脱肛，内脏下垂：与升麻、人参、柴胡等品同用，如补中益气汤（《脾胃论》）。

③脾虚水湿失运，以致浮肿尿少：与茯苓、白术等配伍。

④血虚证：与当归同用，如当归补血汤（《兰室秘藏》）。

**【使用注意】**

疮疡初起，表实邪盛及阴虚阳亢等证，不宜用。降压可用至30克以上，治疗乙型肝炎用量不宜过大。

# 白术

**【来源】**

为菊科植物白术的根茎。

**【植物特征】**

多年生草本，高 30～60 厘米，根状茎肥厚，略呈拳状，茎直立，上部分枝。叶互生，叶片 3，深裂或上部茎的叶片不分裂，裂片椭圆形，边缘有刺。头状花序顶生，总苞钟状，花冠紫红色，瘦果椭圆形，稍扁。

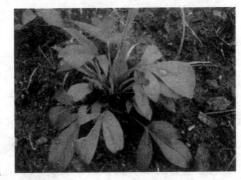

**【生境分布】**

原生于山区丘陵地带，野生者在原产地几已绝迹。现广为栽培，主产于浙江、湖北、湖南等地。以浙江于潜产者最佳，称为"于术"。

**【采收加工】**

冬季采收，烘干或晒干，除去须根，切厚片，生用或土炒、麸炒用。

**【性味归经】**

苦、甘，温。归脾、胃经。

**【功效主治】**

健脾益气，燥湿利水，止汗，安胎。用于脾虚食少，腹胀泄泻，痰饮眩悸，水肿，自汗，胎动不安。土白术健脾，和胃，安胎。用于脾虚食少，泄泻便溏，胎动不安。

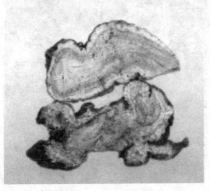

**【用量用法】**

6～12 克，煎服。炒用可增强补气健脾止泻作用。

**【配伍应用】**

①脾虚有湿，食少便溏或泄泻：

与茯苓、人参等同用，如四君子汤（《和剂局方》）。

②脾虚中阳不振，痰饮内停者：与茯苓、桂枝等配伍，如苓桂术甘汤（《金匮要略》）。

③汗出不止：单用本品（《千金方》）。

【使用注意】

本品性偏温燥，热病伤津及阴虚燥渴者不宜。

## 山药

【来源】

为薯蓣科植物薯蓣的根茎。

【植物特征】

多年生缠绕性宿根草质藤本。块茎长而粗壮，外皮灰褐色，有须根，茎常带紫色。单叶在茎下部互生，中部以上对生。少数为三叶轮生，叶片三角形至宽卵形或戟形，变异大。花极小，单性，雌雄异株，穗状花序，雄花序直立，聚生于叶腋内。蒴果扁圆形，具三棱翅状，表面被白粉。种子扁圆形，四周有膜质宽翅。

【生境分布】

生长于排水良好、疏松肥沃的壤土中。主产于河南省，湖南、江南等地亦产。习惯认为河南（怀庆府）所产者品质最佳，故有"怀山药"之称。

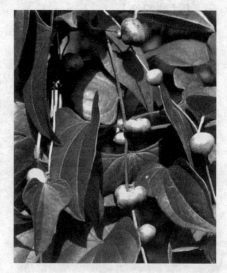

【采收加工】

冬季茎叶枯萎后采挖，切去根头，洗净，除去外皮及须根，干燥；也有选择肥大顺直的干燥山药，置清水中，浸至无干心，闷透，切齐两端，用木板搓成圆柱状，晒干，打光。习称"光山药"。

【性味归经】

甘，平。归脾、肺、肾经。

【功效主治】

补脾养胃，生津益肺，补肾涩精。用于脾虚食少，久泻不止，肺虚喘咳，肾虚遗精，带下，尿频，虚热消渴。麸炒山药补脾健胃。用于脾虚食少，泄泻便溏，白带过多。

【用量用法】

15～30 克，煎服。麸炒可增强补脾止泻作用。

【配伍应用】

①脾虚泄泻或带下等证：与白术、人参等同用，如参苓白术散（《和剂局方》），完带汤（《傅青主女科》）。

②肺虚咳喘：与沙参、太子参等同用。

③肾虚证：与山萸肉、熟地黄、茯苓等同用，如六味地黄丸（《小儿药证直诀》）。

【使用注意】

湿热性腹泻禁服。脾虚泄泻而湿盛胀满或积滞内停者也不宜服。


# 甘草

【来源】

为豆科植物甘草、胀果甘草或光果甘草的根及根茎。

【植物特征】

多年生草本植物，高 30～80 厘米，根茎多横走。外皮红棕色或暗棕色。茎直立，有白色短毛和刺毛状腺体。奇数羽状复叶互生，小叶 7～17 对，卵状椭圆形，全缘，两面被短毛及腺体。总状花序腋生，花密集。花萼钟状，外被短毛或刺状腺体，花冠蝶形，紫红色或蓝紫色。荚果扁平，呈镰刀形或环状弯曲，外面密被刺状腺毛，种子扁卵圆形，褐色。

【生境分布】

生长于干旱、半干旱的荒漠草原、沙漠边缘和黄土丘陵地带。主产于内蒙古、新疆、甘肃等地。

【采收加工】

春、秋采挖，以秋采者为佳。除去须根，晒干，切厚片，生用或蜜炙用。

【性味归经】

甘，平。归心、肺、脾、胃经。

【功效主治】

补脾益气，清热解毒，祛痰止咳，缓急止痛，调和诸药。用于脾胃虚弱，倦怠乏力，心悸气短，咳嗽痰多，脘腹、四肢挛急疼痛，痈肿疮毒，缓解药物毒性、烈性。

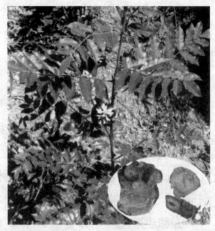

【用量用法】

2~10克，煎服。生用性微寒，可清热解毒；蜜炙药性微温，并可增强补益心脾之气和润肺止咳作用。

【配伍应用】

①伤寒耗伤心气之心悸，脉结代：单用本品（《伤寒类萃》）。或与阿胶、人参、生地黄等同用，如炙甘草汤（《伤寒论》）。

②脾气虚证：与白术、人参、黄芪等同用。

③脘腹、四肢挛急疼痛：与白芍同用，即芍药甘草汤（《伤寒论》）。

【使用注意】

不宜与芫花、京大戟、海藻、甘遂同用。本品有助湿壅气之弊，湿盛胀满、水肿者不宜用。大剂量久服可导致水钠潴留，引起浮肿。


# 大枣

【来源】

为鼠李科植物枣的成熟果实。

【植物特征】

灌木或小乔木，高达10米。小叶有成对的针刺，嫩枝有微细毛。叶互生，椭圆状卵形或卵状披针形，先端稍钝，基部偏斜，边缘有细锯齿，基出三脉。花较小，淡黄绿色，2~3朵集成腋生的聚伞花序。核果卵形至长圆形，熟时深红色。

【生境分布】

生长于海拔1700米以下的山区、丘陵或平原，全国各地均有栽培，

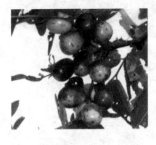

主产于河南、河北、山东、山西、陕西、甘肃、内蒙古等地。

**【采收加工】**

秋季果实成熟时采收，晒干，生用。

**【性味归经】**

甘，温。归脾、胃、心经。

**【功效主治】**

补中益气，养血安神。用于脾虚食少，乏力便溏，妇人脏躁。

**【用量用法】**

6~15克，劈破煎服。

**【配伍应用】**

①脾气虚弱，消瘦、倦怠乏力、便溏等症：单用有效；若气虚乏力较甚，宜与白术、人参等配伍。

②脏躁，失眠证：单用有效，如《证治准绳》治脏躁自悲自哭自笑，以红枣烧存性，米饮调下。因其证多与心阴不足，心火亢盛有关，且往往心气亦不足，故常与甘草、浮小麦配伍，如甘麦大枣汤（《金匮要略》）。

**【使用注意】**

有研究证明，破开枣的总煎出物约相当于枣煎出物的7倍，所以宜劈开煎服。也可去皮核捣烂为丸服。味甘助湿生痰蕴热，令人中满，故湿盛脘腹胀满者忌用。实热、湿热、痰热诸疾均不宜。

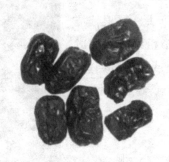

# 补血药

## 当归

**【来源】**

为伞形科植物当归的根。

**【植物特征】**

多年生草本，茎带紫色，有纵直槽纹。叶为 2~3 回奇数羽状复叶，叶柄基部膨大呈鞘，叶片卵形，小叶片呈卵形或卵状披针形，近顶端一对无柄，1~2 回分裂，裂片边缘有缺刻。复伞形花序顶生，无总苞或有 2 片。双悬果椭圆形，分果有 5 棱，侧棱有翅，每个棱槽有 1 个油管，结合面 2 个油管。

**【生境分布】**

生长于高寒多雨的山区；多栽培。主产于甘肃省东南部的岷县（秦州），产量多，质量好。其次，陕西、四川、云南、湖北等省也有栽培。

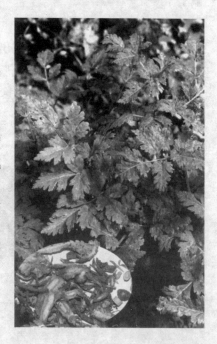

**【采收加工】**

秋末采挖，除尽芦头、须根，待水分稍行蒸发后按大小粗细分别捆成小把，用微火缓缓熏干或用硫黄烟熏，防蛀防霉切片生用，或经酒拌、酒炒用。

**【性味归经】**

甘、辛，温。归肝、心、脾经。

**【功效主治】**

补血活血，调经止痛，润肠通便。

用于血虚萎黄，眩晕心悸，月经不调，经闭痛经，虚寒腹痛，风湿痹痛，肠燥便秘，跌仆损伤，痈疽疮疡。

**【用量用法】**

6~12克，煎服。

**【配伍应用】**

①血虚诸证：若气血两虚，常配黄芪、人参，如当归补血汤（《兰室秘藏》）、人参养荣汤（《温疫论》）；若血虚萎黄、心悸失眠，常与熟地黄、白芍、川芎配伍，如四物汤（《和剂局方》）。

②血虚血瘀，月经不调，经闭，痛经：常与熟地黄、白芍、川芎同用，如《和剂局方》四物汤；若兼气虚者，可配黄芪、人参；若兼气滞者，可配延胡索、香附；若兼血热者，可配黄连、黄芩，或地骨皮、牡丹皮；若血瘀经闭不通者，可配红花、桃仁；若血虚寒滞者，可配艾叶、阿胶等。

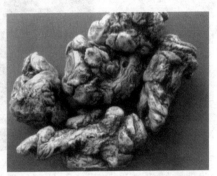

**【使用注意】**

湿盛中满、大便泄泻者忌服。

## 熟地黄

**【来源】**

为玄参科植物地黄的块根，经加工炮制而成。

**【植物特征】**

多年生草木，高25~40厘米，全株密被长柔毛及腺毛。块根肥厚，叶多基生，倒卵形或长椭圆形，基部渐狭下延成长叶柄，边缘有不整齐钝锯齿。茎生叶小。总状花序，花微下垂，花萼钟状，花冠筒状，微弯曲，二唇形，外紫红色，内黄色有紫斑，蒴果卵圆形，种子多数。

**【生境分布】**

主要为栽培，亦野生于山坡及路边荒地等处。主产河南孟县、温县、

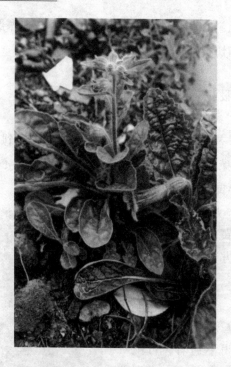

武陟、博爱，浙江苋桥、仙居，陕西、山西、江苏等地。以河南产量最大，质量最佳。

【采收加工】

通常以酒、砂仁、陈皮为辅料经反复蒸晒，至内外色黑油润，质地柔软黏腻。切片用，或炒炭用。

【性味归经】

甘，微温。归肝、肾经。

【功效主治】

滋阴补血，益精填髓。用于血虚萎黄，心悸怔忡，月经不调，崩漏下血，肝肾阴虚，腰膝酸软，骨蒸潮热，盗汗遗精，内热消渴，眩晕，耳鸣，须发早白。

【用量用法】

9~15克，煎服。

【配伍应用】

①血虚萎黄，眩晕，心悸，失眠及月经不调、崩中漏下等：与白芍、当归、川芎同用，如四物汤（《和剂局方》）。

②心血虚亏心悸怔忡：与酸枣仁、远志等同用。

③崩漏下血而致血虚血寒、少腹冷痛者：与艾叶、阿胶等同用，如胶艾汤（《金匮要略》）。

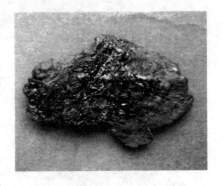

【使用注意】

本品性质黏腻，较生地黄更甚，有碍消化，凡气滞痰多、脘腹胀痛、食少便溏者忌服。重用久服宜与炒仁、陈皮等同用，以免黏腻碍胃。

# 白芍

【来源】

为毛莨科植物芍药的根。

【植物特征】

多年生草本植物，根肥大。叶互生，下部叶为 2 回 3 出复叶，小叶片长卵圆形至披针形，先端渐尖，基部楔形，叶缘具骨质小齿，上部叶为 3 出复叶。花大，花瓣白色、粉红色或红色。

【生境分布】

生长于山坡、山谷的灌木丛或草丛中。全国各地均有栽培。主产于浙江、安徽、四川等地。

【采收加工】

夏秋季采挖，去净泥土和支根，去皮，沸水浸或略煮至受热均匀，

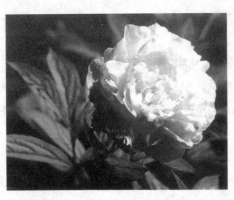

晒干。用时润透切片。一般生用或酒炒或清炒用。

**【性味归经】**

苦、酸，微寒。归肝、脾经。

**【功效主治】**

养血调经，敛阴止汗，柔肝止痛，平抑肝阳。用于血虚萎黄，月经

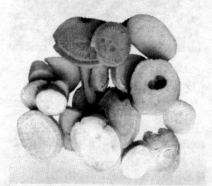

不调，自汗，盗汗，胁痛，腹痛，四肢挛痛，头痛眩晕。

**【用量用法】**

6～15克，煎服。大剂量15～30克。

**【配伍应用】**

①肝血亏虚，面色苍白，眩晕心悸，或月经不调，崩中漏下：与当归、熟地黄等同用，如四物汤（《和剂局方》）。

②血虚有热，月经不调：与黄柏、黄芩、续断等药同用，如保阴煎（《景岳全书》）。

③崩漏：与艾叶、阿胶等同用。

**【使用注意】**

阳衰虚寒之证不宜用。反藜芦。

# 何首乌

**【来源】**

为蓼科植物何首乌的块根。

**【植物特征】**

多年生缠绕草本。根细长，末端呈肥大的块根，外表红褐色至暗褐色。茎基部略呈木质，中空。叶互生，具长柄，叶片狭卵形或心形，长4～8厘米，宽2.5～5厘米，先端渐尖，基部心形或箭形，全缘或微带波状，上面深绿色，下面浅绿色，两面均光滑无毛。托叶膜质，鞘状，褐色，抱茎，长5～7毫米。花小，直径约2毫米，多数，密聚成大形圆锥花序，小花梗具节，基部具膜质苞片；花被绿白色，花瓣状，5裂，裂片

倒卵形，大小不等，外面 3 片的背部有翅；雄蕊 8，比花被短；雌蕊 1，子房三角形，花柱短，柱头 3 裂，头状。瘦果椭圆形，有 3 棱，长 2~3.5 毫米，黑色光亮，外包宿存花被，花被成明显的 3 翅，成熟时褐色。花期 10 月，果期 11 月。

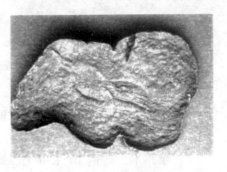

【生境分布】

生长于墙垣、叠石旁。我国大部分地区有产。主产于河南、湖北、安徽、四川等地。

【采收加工】

秋后茎叶枯萎时或次年未萌芽前掘取其块根。削去两端，洗净，切片，晒干或微烘，称生首乌；若以黑豆煮汁拌蒸，晒后变为黑色，称制首乌。

【性味归经】

苦、甘、涩，微温。归肝、心、肾经。

【功效主治】

解毒，消痈，截疟，润肠通便。用于疮痈，瘰疬，风疹瘙痒，久疟体虚，肠燥便秘。

【用量用法】

3~6 克，煎服。

【配伍应用】

①精血亏虚，头晕眼花，须发早白，腰膝酸软：与当归、熟地黄、酸枣仁等同用。

②精血亏虚，腰酸脚弱、头晕眼花、须发早白及肾虚无子：与枸杞子、当归、菟丝子等同用，如七宝美髯丹（《积善堂方》）。

③肝肾亏虚，腰膝酸软，头晕目花，耳鸣耳聋：与黑芝麻、桑椹子、杜仲等同用，如首乌延寿丹（《世补斋医书》）。

【使用注意】

大便溏泄及湿痰较重者不宜用。

## 龙眼肉

**【来源】**

为无患子科植物常绿乔木龙眼的假种皮。

**【植物特征】**

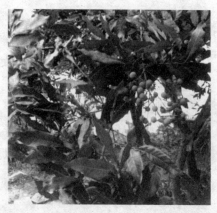

常绿乔木，高达 10 米以上。幼枝被锈色柔毛。双数羽状复叶，互生，长 15～20 厘米；小叶 2～5 对，通常互生，革质，椭圆形至卵状披针形，长 6～15 厘米。先端短尖或钝，基部偏斜，全缘或波浪形，暗绿色，嫩时褐色，下面通常粉绿色。花两性，或单性花与两性花共存；为顶生或腋生的圆锥花序；花小，黄白色，直径4～5毫米，被锈色星状小柔毛；花萼 5 深裂，裂片卵形；花瓣 5，匙形，内面有毛；雄蕊 8；子房 2～3 室，柱头 2 裂。核果球形，直径1.5～2厘米，外皮黄褐色，粗糙，假种皮白色肉质，内有黑褐色种子 1 颗。花期 3～4 月，果期 7～9 月。

**【生境分布】**

生长于低山丘陵台地半常绿季雨林。主产于广东、福建、台湾、广西等地。

**【采收加工】**

夏、秋果实成熟时采摘，烘干或晒干，除去壳、核，晒至干爽不粘，贮存备用。

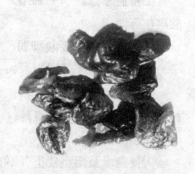

**【性味归经】**

甘，温。归心、脾经。

**【功效主治】**

补益心脾，养血安神。用于气血不足，心悸怔忡，健忘失眠，血虚萎黄。

【用量用法】

9~15 克，煎服。大剂量 30~60 克。

【配伍应用】

①思虑过度，劳伤心脾，惊悸怔忡，失眠健忘：与当归、人参、酸枣仁等同用，如归脾汤（《济生方》）。

②年老体衰、产后、大病之后，气血亏虚：可单服本品，如《随息居饮食谱》玉灵膏（一名代参膏），即单用本品加白糖蒸熟，开水冲服。

【使用注意】

湿盛中满或有停饮、痰、火者忌服。

# 楮实子

【来源】

为桑科植物构树的干燥成熟果实。

【植物特征】

落叶乔木，高达 16 米，有乳汁，树皮平滑，暗灰色，幼枝密生绒毛。叶互生，广卵形，边缘有细锯齿，上面粗糙，下面密被柔毛，三出脉，叶柄密生绒毛。花单性异株，聚花果球形，肉质，橙红色，熟时小瘦果借肉质子房柄向外挺出。果实呈扁圆形或扁卵圆形，表面红棕色或棕色，有网状皱纹或颗粒状突起，一侧有纵棱脊隆起，另侧略平或有凹槽，有的具果梗，偶有未除净的灰白膜质花被。

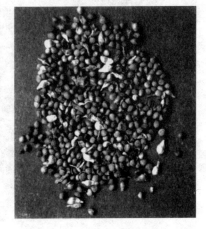

【生境分布】

生长于山谷、山坡或平地村舍旁，有栽培。主产于河南、湖北、湖南、山西、甘肃等地。此外，浙江、四川、山东、安徽、江西等地亦产。多为野生，也有栽培。

【采收加工】

秋季果实成熟时采收，除去膜状宿萼，晒干生用。

**【性味归经】**

甘，寒。归肝、肾经。

**【功效主治】**

补肾清肝，明目，利尿。用于肝肾不足，腰膝酸软，虚劳骨蒸，头晕目昏，目生翳膜，水肿胀满。

**【用量用法】**

6~12克，煎服。或入丸、散。外用：捣敷。

**【配伍应用】**

①腰膝酸软，虚劳骨蒸，头晕目昏：常与黑豆、枸杞子配伍。

②风热上攻，目翳流泪，眼目昏花：配地骨皮、荆芥穗，炼蜜丸，米汤调服。

③水肿胀满：与茯苓、丁香相配，如楮实子丸（《素问病机气宜保命集》）。

**【使用注意】**

虚寒证患者慎用。

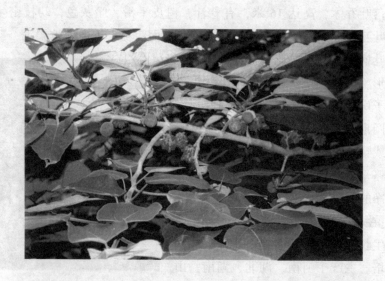